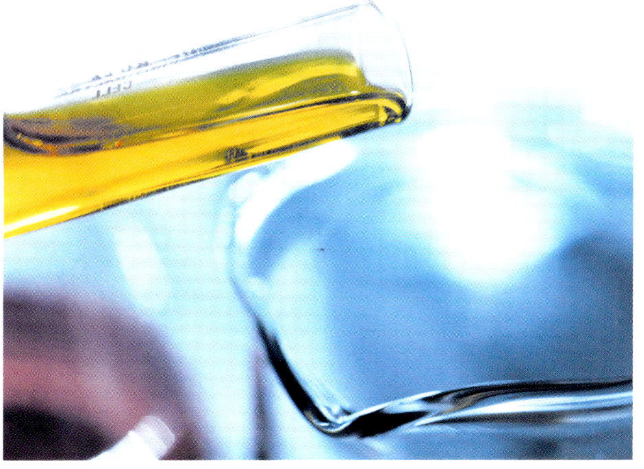

DR. HANS PETER SEELIG
MARION MEINERS

Análisis clínicos

Cómo entenderlos e interpretarlos

- Valores de referencia normales y desviaciones en cada prueba.
- Análisis y pruebas a realizar para cada dolencia.
- Lo que puedes hacer en caso de resultados algo críticos.

HISPANO EUROPEA

Índice

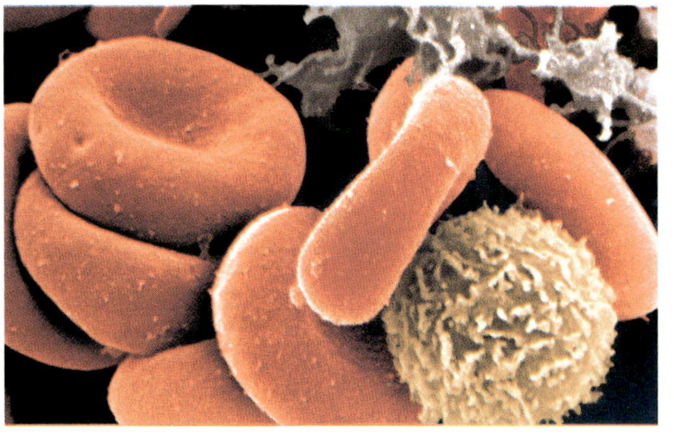

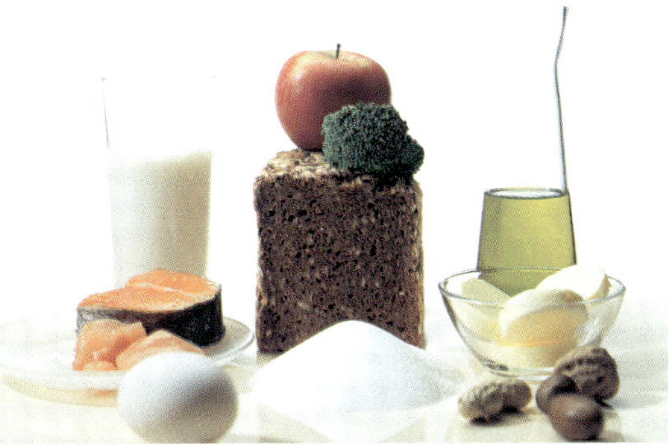

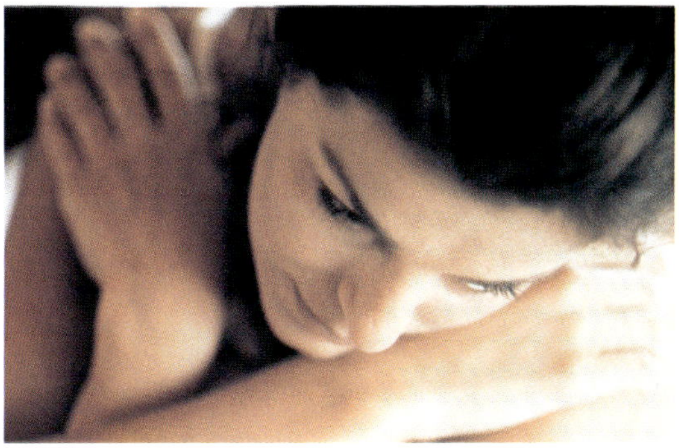

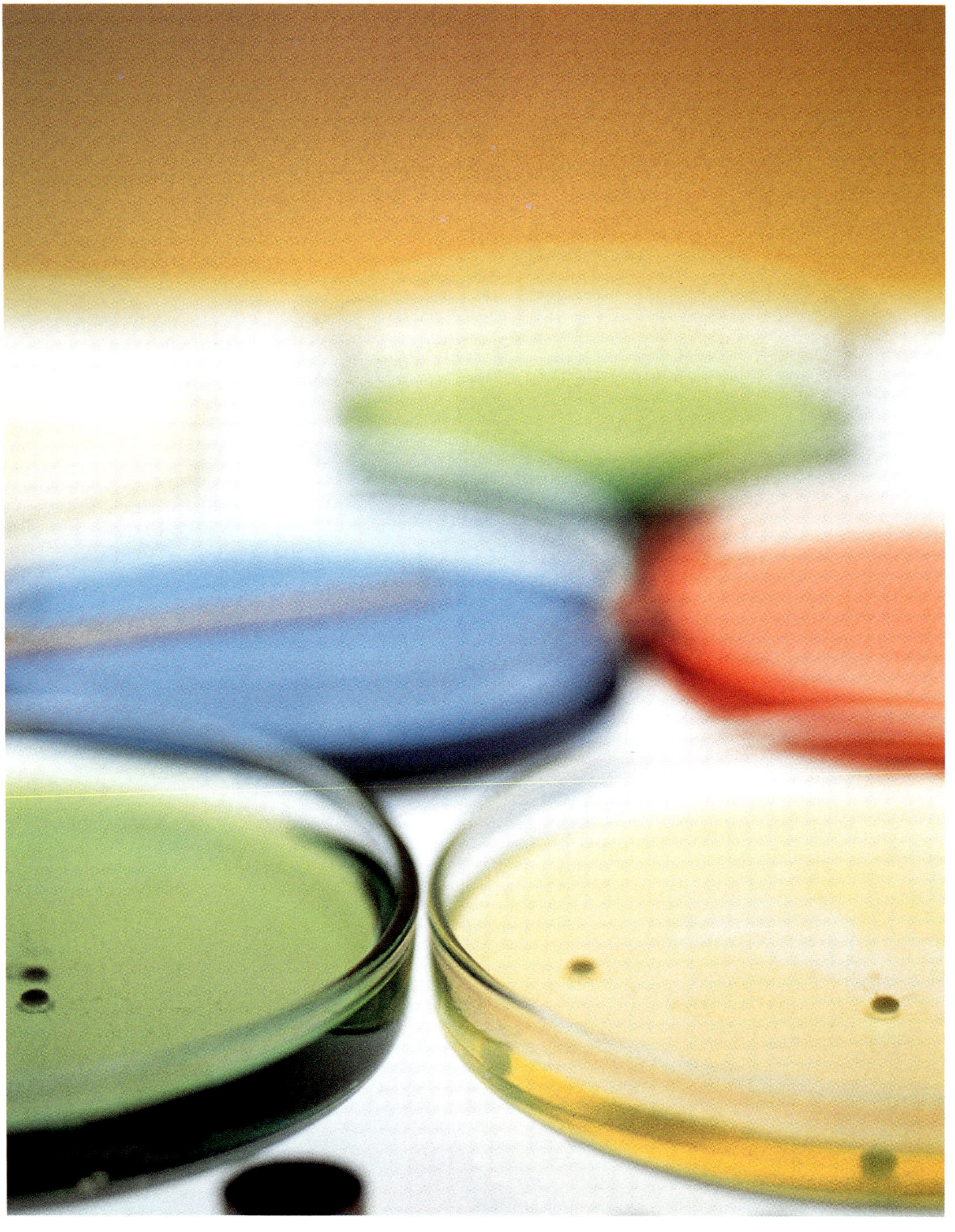

Prólogo

Seguro que en más de una ocasión ha ido usted al médico y éste le ha indicado que se haga unos análisis. En la siguiente visita, habrá empezado por echar un vistazo a los resultados de los análisis para luego decirle algo así como: «Mejor que en la próxima fiesta beba una copita menos...», o como esto, «No está mal del todo, pero ese colesterol...».

El caso es que si usted intenta leer los resultados del laboratorio para ver qué es lo que ha hecho llegar al médico a semejantes conclusiones, lo más probable es que se enfrente a un galimatías de abreviaciones y números que le parecerán más un manual de instrucciones en chino que un resumen del estado de su organismo.

Lo que a usted –y a la mayoría de los pacientes– le parece totalmente indescifrable, le proporciona al médico una información muy valiosa acerca de su salud. Por ejemplo, sabrá si sus células reciben suficiente energía, si su alimentación es dañina para algún órgano, o si algún agente patógeno ha hecho que se activen sus defensas. Imagínese a la sangre como si fuese una autopista estrictamente vigilada y por la que constantemente circulasen millones de vehículos de todo tipo. El análisis hará las funciones de un control de tráfico y de mercancías en el que se averigua el flujo de vehículos, su estado, la identidad de los conductores y la naturaleza de las cargas que transportan. A partir de estos datos y de los informes acerca de embotellamientos y accidentes se puede llegar a conclusiones acerca de las situaciones de riesgo y tomar medidas para mejorar el tráfico. Pues eso es lo que usted y su médico pueden hacer para su salud.

¿Le parecen muy raros los términos que se mencionan en los análisis? En este libro le ayudaremos a interpretarlos. Sabrá qué significan las abreviaturas y con qué anomalías se relacionan, cuál es la utilidad de los tests que venden en las farmacias y cómo ha de modificar su dieta en el caso de que algunos valores sean demasiado altos o demasiado bajos.

Dr. Hans Peter Seelig
Marion Meiners

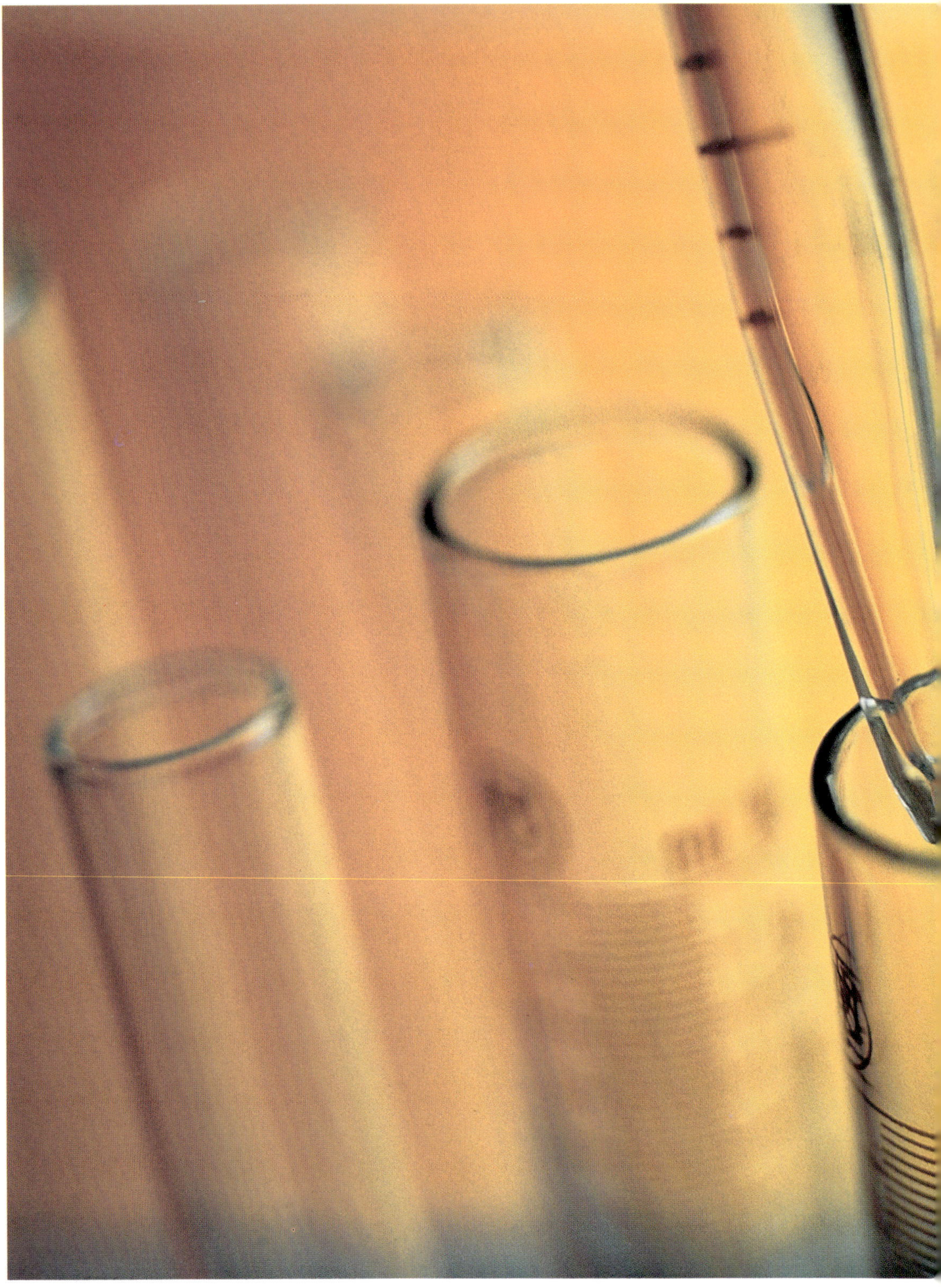

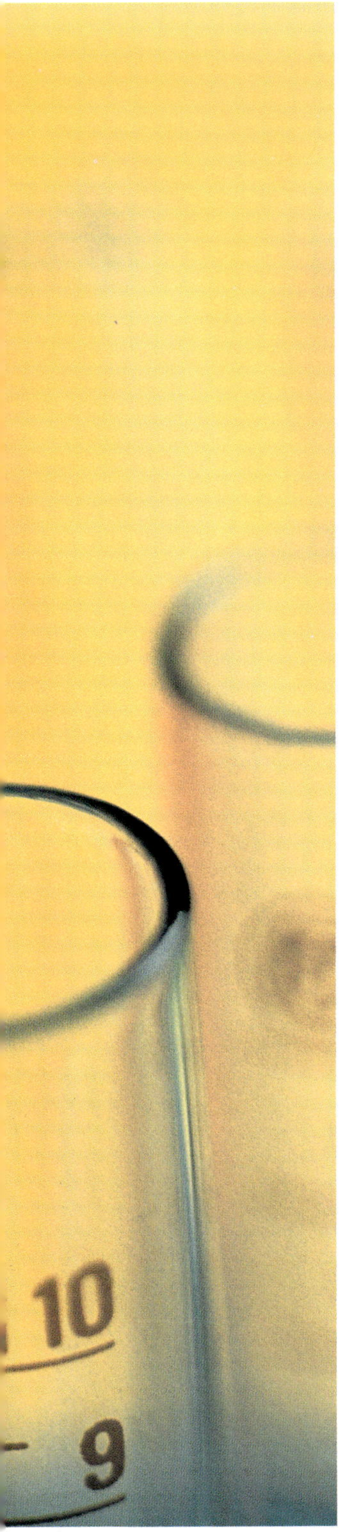

Los análisis: una oportunidad para la salud

Seguramente su médico ya le habrá dicho que los resultados de un análisis clínico no bastan para efectuar un diagnóstico. Pero, de todos modos, analizar la sangre y los demás fluidos corporales es de gran utilidad para hacerse una idea de lo que sucede en su organismo.

Si usted come muchas grasas o lleva una vida exageradamente sedentaria, los resultados de la analítica le mostrarán «tarjeta roja»: no tardará en sufrir enfermedades cardiovasculares. Si el médico observa que algunos parámetros van variando, esto le permitirá aplicar la terapia adecuada y seguir de cerca la evolución del proceso.

Datos que nos suministran la sangre, la orina y demás

Mil años antes de Cristo, los sacerdotes de la India ya sabían que si se rompe el equilibrio entre la sangre, la bilis y las mucosidades, la persona enferma. Desde entonces se ha ido prestando cada vez más atención a las secreciones del cuerpo. Quinientos años más tarde, los médicos griegos probaron el sabor de la orina para poder detectar la nota dulce de la diabetes. Del mismo modo empezaron a estudiarse el color y el olor de las heces para poder detectar anomalías. En la Edad Media se efectuaban muchos diagnósticos basándose únicamente en el color de la orina: «Si la orina es rojiza y muy fluida, la persona es ardiente, enjuta y colérica». Como podemos comprobar, los actuales análisis de laboratorio cuentan ya con una larga tradición.

Análisis de orina en la Edad Media

Sustancias que se analizan

Hoy en día, los análisis de los fluidos corporales son una de las más importantes fuentes de información para los médicos. Uno de cada tres diagnósticos se basa en los datos del análisis, y en el 90 % de los casos se trata de análisis de sangre o de orina. Hagamos un repaso a lo que estos datos pueden aportar al médico:

- **Sangre.** En los cinco a seis litros de este fluido vital viajan miles de millones de glóbulos rojos, leucocitos, plaquetas e inmunocélulas que se desplazan por una vasta red de unos 100.000 km de vasos sanguíneos. Transportan oxígeno hasta las células, reparan lesiones en los vasos y atacan a los gérmenes patógenos. Si los resultados de un análisis muestran que la cantidad o el aspecto de las células que viajan en la sangre se aparta de la normalidad, suele ser el primer indicio de que existe una infección, una intoxicación, una anemia o incluso un cáncer.

Tras la pista de las enfermedades

- **Orina.** Cada día producimos aproximadamente unos dos litros de orina, y con ellos expulsamos detritos metabólicos, restos de células y sustancias tóxicas que han sido filtradas por los riñones para eliminarlas del organismo.

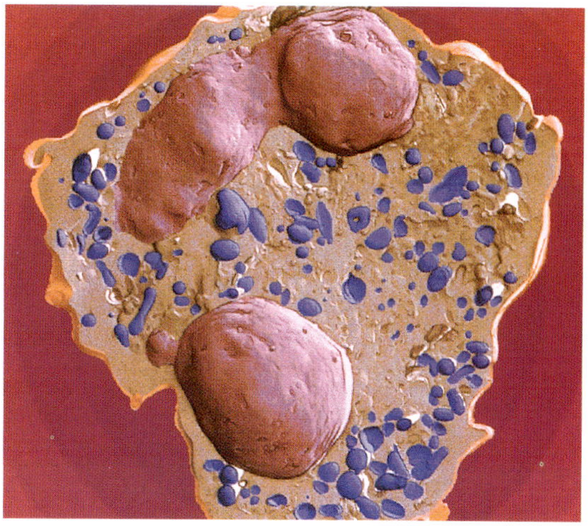

Glóbulo blanco con núcleo segmentado, aumentado 1.000 veces

Por tanto, el análisis de orina indicará si existen alteraciones del metabolismo, si algún órgano está enfermo (especialmente los riñones, las vías urinarias y el hígado), o si se aprecian infecciones o intoxicaciones.

- **Saliva.** Las glándulas salivares de la boca producen diariamente una secreción de entre uno y dos litros de saliva. En ella encontramos minerales, enzimas, inmunocélulas y hormonas. Para hacer el análisis de saliva se mastica un chicle especial y se pueden detectar falta de defensas, el estado de las hormonas, infecciones bacterianas de la cavidad bucal e incluso intoxicaciones (por metales pesados, mercurio, etc.). Los odontólogos emplean este análisis para determinar la propensión a las caries.
- **Heces.** Las heces no sólo contienen restos de alimentos sin digerir, sino también células muertas de la mucosa intestinal, fragmentos de mucosa, secreciones intestinales, enzimas, bilis y minerales. A partir del análisis de las heces, el médico puede detectar disfunciones agudas de los órganos, infecciones causadas por parásitos, bacterias, virus y hongos patógenos, e incluso el cáncer. Los análisis de heces se realizan principalmente cuando se sospecha la existencia de una enfermedad del tracto digestivo.
- **Frotis.** Al realizar un frotis sobre la piel o las mucosas se obtienen algunas células de los tejidos que luego serán examinadas con mayor precisión. Así se detectan posibles gérmenes patógenos o –a nivel microscópico– células cancerosas. Los frotis suelen obtenerse de la cavidad bucal, los ojos, la mucosa vaginal y uretral.
- **Esputo.** La mucosidad pulmonar que se expulsa al toser es recogida en un recipiente para su análisis en el laboratorio. De este modo se pueden detectar las causas de una bronquitis o una pulmonía, así como si existen indicios de tuberculosis.
- **Jugos gástricos.** Esa mezcla ácida de mucus, sales, minerales y enzimas es la encargada de descomponer los alimentos y eliminar las bacterias. Para tomar una muestra se emplea una finísima sonda que se introduce por la boca o por la nariz y se la hace llegar hasta el estómago. Obviamente esta toma de muestras debe realizarla un especialista.

▸ **Esperma.** El análisis de esperma se emplea ante todo para estudiar casos de esterilidad masculina, pero también sirve para detectar enfermedades de los testículos, la vesícula seminal o la próstata.

▸ **Líquido cefalorraquídeo.** Este fluido transparente e incoloro acolcha el cerebro como un cojín, protegiéndolo de las vibraciones y la presión. Para obtener una muestra se efectúa una punción lumbar con una aguja hueca. Al analizarlo se estudian principalmente las variaciones de color y consistencia así como la presencia de proteínas, azúcares, células infectadas, bacterias, virus y hongos. Este análisis se realiza cuando se sospecha la existencia de una enfermedad del sistema nervioso central (esclerosis múltiple, etc.). Esta toma debe ser también realizada por un especialista y en muy estrictas condiciones de asepsia.

Médula ósea, lugar de nacimiento de los glóbulos rojos

▸ **Médula ósea.** Ahí es donde se producen células tan importantes como son los glóbulos rojos y las plaquetas. El análisis de la médula ósea se efectúa cuando existe la sospecha de que el paciente sufre una anomalía en la producción de sangre y que puede deberse a un cáncer, a medicamentos, a una intoxicación o una enfermedad del sistema inmunitario. La muestra de médula ósea (biopsia) se obtiene por el hematólogo bajo anestesia local, y para ello se efectúa una punción en el esternón con una aguja hueca. Observándola bajo el microscopio se pueden identificar la cantidad y el estado de madurez de las diversas fases de desarrollo de las células de la sangre.

Los valores de referencia, ¿equivalen a salud?

Empecemos por una respuesta clara y directa: ¡No! Si su médico le dice que algunos valores están demasiado altos (o demasiado bajos) esto no implica forzosamente que usted tenga que estar gravemente enfermo. Por ejemplo, si la concentración de glóbulos blancos es demasiado elevada, lo más probable es que se deba a que han tenido que hacer frente a algún agente patógeno. Del mismo modo, un resultado absolutamente normal tampoco excluye totalmente la posibilidad de que esté enfermo. El diagnóstico definitivo se obtendrá a partir de la combinación de sus síntomas con la experiencia del médico, los análisis clínicos y, quizá, algunas pruebas más específicas.

Los valores de referencia no son iguales en todas partes

El intervalo de referencia (o «valor normal») significa en realidad lo siguiente: Este valor es el que presentan, en igualdad de condiciones, un 95 % de personas sanas de una muestra elegida según determinados valores de referencia. Estos valores de referencia pueden variar de un continente a otro, de

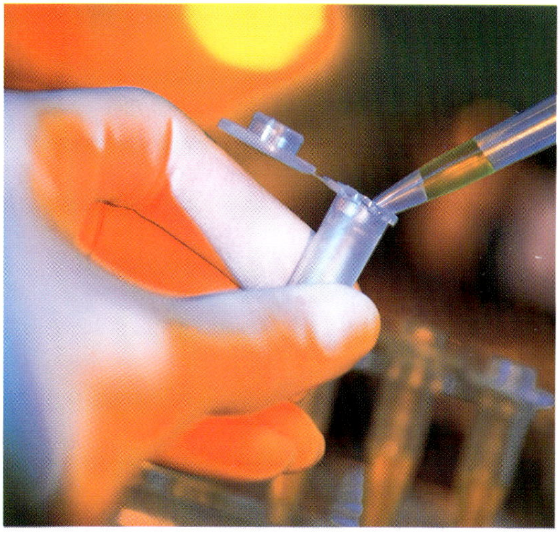

un país a otro, e incluso de un laboratorio a otro. Existen muchos factores (además de los errores de laboratorio) que pueden influir en los resultados de un análisis, como por ejemplo el sexo, la edad, el peso, medicamentos que se tomen, biorritmo y forma de vida. Por eso hay algunos valores de referencia (como los de glóbulos rojos, hormonas y colesterol) que son diferentes para mujeres y para hombres, mientras que otros (especialmente los relacionados con la actividad renal) son diferentes para adultos y para niños.

Valores límite del intervalo de referencia

Por regla general, junto a cada resultado de un análisis clínico se indica el valor de referencia entre paréntesis. Generalmente se expresan en forma de un intervalo entre un valor máximo y un valor mínimo; los valores comprendidos entre ambos extremos son los que se consideran «normales». Si en un resultado se indica «positivo», esto significa que se ha hallado la sustancia que se buscaba, como por ejemplo los anticuerpos contra un virus.

Normalmente hacen falta análisis específicos para poder concretar la enfermedad

El chequeo de salud

Las personas que padecen enfermedades crónicas, como el reuma o la diabetes, están constantemente expuestas a infecciones y han de medicarse siempre, por lo que deberán acudir al médico con regularidad. Éste empleará diversos métodos analíticos para controlar la evolución de la enfermedad y la efectividad (y posibles efectos secundarios) de los medicamentos administrados. Los resultados de estas pruebas son los que determinarán el tratamiento a seguir así como la dosificación de los medicamentos correspondientes.

Los análisis también sirven para estudiar la evolución de la enfermedad

Hay muchos valores que descienden a medida que envejecemos, principalmente hormonas, y se nos informa que son normales... «para la edad». Ahora bien, en la actualidad, en estos casos se empieza a considerar el «valor óptimo» que es por ejemplo el que teníamos a los 40 años. Ello, puede condicionar hacer algún tratamiento con vitaminas, precursores de hormonas, etc., a pesar de estar en «valores normales para la edad» pero «no óptimos», y este concepto tan lógico es la base de las tendencias actuales de prevención –o mejor dicho de retraso– del proceso del envejcimiento biológico o medicina *antiaging*.

Seguridad para los sanos

El seguro puede cubrir algunos chequeos

¿Tiene usted más de 35 años, se siente en forma, padece como mucho algo de sobrepeso y prefiere ver a los médicos solamente en las series de televisión? En Alemania, a partir de los 35 años, si se pertenece a la Seguridad Social es obligatorio someterse a un chequeo completo cada dos años para la detección precoz de enfermedades. Es algo así como pasar la ITV del cuerpo. De esta forma pueden detectarse a tiempo enfermedades crónicas como las cardiovasculares, la diabetes y disfunciones renales, evitando muchas de sus consecuencias a largo plazo.

Prevención del cáncer

Una detección precoz aumenta las probabilidades de curación

Según las estadísticas, en Alemania cada año enferman 45.000 mujeres de cáncer de mama, 25.000 hombres de cáncer de próstata, y un total de 52.000 personas de cáncer de colon. Si se detectan a tiempo se pueden curar casi un 100 % de los casos de cáncer de colon y más de un 90 % de los cánceres de mama y próstata. Por tanto, las compañías aseguradoras pagan a sus afiliados todas las pruebas necesarias para detectar a tiempo estas enfermedades. Son las siguientes:

Mujeres

A partir de los 20 años:

- Exploración ginecológica anual.
- Exploración del cuello de la matriz y frotis vaginal para detección precoz de posibles células cancerosas.

Además, a partir de los 30 años:

- Exploración táctil de las glándulas mamarias y los ganglios linfáticos efectuado por el ginecólogo.
- Indicaciones para controlarse una misma los senos.

Además, a partir de los 45 años:

- Exploración del recto.
- Test rápido para detectar trazas de sangre oculta en las heces (ver pág. 13).

Por el momento sólo en casos excepcionales: la mamografía

En Alemania, hasta hace poco las aseguradoras incluían la realización de mamografías (estudio de los senos mediante rayos X) en sus pruebas para la detección precoz del cáncer. Pero dado que los médicos no acaban de ponerse de acuerdo acerca de la utilidad de esta prueba, actualmente la tiene que pagar la interesada.

Pero existen excepciones en las que las compañías siguen pagándola: en caso de riesgo hereditario (cuando la madre y la abuela habían padecido cáncer de mama) o si se han sufrido afecciones mamarias previas (ganglios, muestras de tejidos mamarios sospechosos, etc.).

Hombres

A partir de los 45 años:

Para hombres: prevención a partir de los 45 años

- Exploración manual de testículos, ingle y próstata.
- Exploración táctil del recto.
- Exploración de los ganglios linfáticos inguinales.
- Análisis de heces para detección de trazas de sangre.

Análisis de heces

Para la detección precoz del cáncer se recomienda efectuar una vez al año un análisis de heces para comprobar si se hallan trazas de sangre. Para ello se toman muestras en tres días consecutivos y se envían al laboratorio.

La finalidad del análisis consiste en comprobar si existen trazas de hemoglobina. Si se detecta esta proteína en las heces es señal de que existen microhemorragias que no se pueden apreciar a simple vista. Si ve sangre –color rojo– en sus heces es sangre de zonas bajas de su intestino y lo más probable es que sea de un hemorroides externa. Si la cantidad de sangre, principalmente de origen del estómago, por ejemplo debido a una úlcera, dará a las heces un color negruzco. Si el resultado es positivo, puede deberse a una infección o a un cáncer intestinal, pero también puede estar influido por la ingestión de vitamina C, hierro o determinados medicamentos. No olvide que sin con unos amigos ha ido al restaurante y han tomado un sabroso arroz negro, al día siguiente sus heces van a tener un color negro… no se alarme. Para poder concretar el diagnóstico es necesario efectuar más pruebas e incluso una exploración intestinal.

La vitamina C influye en los resultados

En la consulta del médico

Para hacerse una idea de su cuadro general, el médico le preguntará acerca de las enfermedades que haya padecido a lo largo de su vida, medicamentos que esté tomando, problemas psíquicos y factores de riesgo tales como el estrés, el alcohol y el tabaco.

También puede practicarle alguna de las siguientes pruebas:

- Medición de la tensión arterial y el pulso.
- Auscultación de corazón y pulmones con el estetoscopio.
- Electrocardiograma (cuando se sospeche la presencia de enfermedades cardiovasculares).
- Exploración visual de la cavidad bucal y la laringe (¿se observan infecciones o alteraciones de las mucosas?).
- Palpación de diversas zonas del cuerpo (¿hay ganglios linfáticos dilatados?).
- Percusión en riñones, hígado, bazo y tórax (¿el sonido del golpe indica alguna anomalía?).

Palpar en busca de ganglios linfáticos inflamados

En los chequeos también suelen incluirse análisis de orina y de sangre: en la orina se buscarán trazas de proteínas, azúcar, glóbulos rojos y bacterias para detectar posibles enfermedades renales. En la sangre se comprueban principalmente las concentraciones de glóbulos rojos y colesterol, valores relacionados con los riñones y el hígado, y agentes causantes de la gota (como el ácido úrico) y la diabetes (azúcar).

Antes de la toma de sangre

Si el médico le manda hacerse el análisis «en ayunas», significa que no debe haber comido nada en las doce horas anteriores. Habrá que aplazar el análisis en cualquiera de estos casos:

No desayunar ni fumar

- Desayuno, café o té con leche y azúcar: Influyen en las concentraciones de proteínas, minerales y lípidos en la sangre, sobre todo en la de triglicéridos (grasas neutras). Un bocadillo de queso «engrasa» las partículas de la sangre, dificulta la tarea del laboratorio y altera los resultados.
- Medicamentos, alcohol y cigarrillos: Modifican la tensión arterial y la velocidad de sedimentación de la sangre así como los valores del hígado y los riñones.

- Pastillas de vitaminas: Alteran o enmascaran valores tales como la concentración de lípidos y glóbulos rojos en la sangre, la vitamina C hace disminuir el nivel del colesterol.
- Esfuerzos físicos tales como ir a correr por la mañana o cualquier otro tipo de deporte matinal: Alteran la concentración de proteínas en la sangre y enzimas musculares. La concentración de plaquetas puede aumentar hasta en un 50 %.
- Antes de la extracción de sangre puede beberse un vaso de agua.

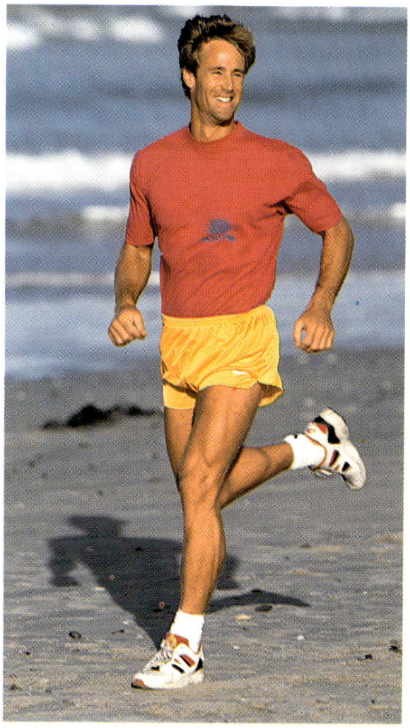

Antes de la extracción de sangre no hay que hacer ejercício

Sin embargo, para muchas pruebas no es necesario el ayuno, principalmente para las que no están relacionadas con los lípidos y la glucosa, basta con cuatro horas sin haber tomado alimentos. Esto es válido, por ejemplo, para un análisis de pruebas preoperatorias, anticuerpos frente a patógenos e incluso para una amplia lista de análisis de rutina y de los considerados especiales

¿Qué sangre para qué análisis?

La sangre venosa se emplea para muchas pruebas

¿Se ha preguntado alguna vez por qué a veces el médico le pincha en la cara interna de la articulación del codo mientras que en otras ocasiones lo hace en la punta del dedo o en el lóbulo de la oreja? La respuesta es muy sencilla: Según la prueba que deba efectuarse, el laboratorio necesitará sangre de un tipo o de otro.

Diversos tipos de extracción

- La **sangre venosa** se obtiene generalmente de las venas superficiales de la cara interna de la articulación del brazo, aunque a veces también se opta por el antebrazo o el dorso de la mano. Las venas son unos vasos sanguíneos por los que circula una sangre oscura y pobre en oxígeno que regresa al corazón. Se toma una muestra de este tipo de sangre siempre que para el análisis se necesite una cantidad considerable.

SUGERENCIA

Así evitará los morados

Después de una extracción de sangre de la vena, mantenga el brazo estirado verticalmente hacia arriba durante dos minutos mientras presiona el lugar de la punción con un trocito de algodón. Así se podrá cerrar antes el tejido de las paredes de la vena y la sangre no penetrará en los tejidos, que es donde se acumularía dando lugar a una de esas habituales manchas de color verde azulado.

- La **sangre capilar** se obtiene por punción de los finísimos vasos sanguíneos (capilares) del dedo o del lóbulo de la oreja. Para ello, el médico pincha la piel con una pequeña lanceta y aspira algunas gotas de sangre con una pipeta. La sangre de los capilares puede usarse, por ejemplo, para determinar el nivel de azúcar en la sangre.

Pocas veces hay que recurrir a la sangre arterial

- La **sangre arterial** contiene mucho oxígeno, por lo que es de color rojo intenso. Se extrae de una arteria –los vasos sanguíneos por los que la sangre sale del corazón– de la ingle o de la cara interna de la muñeca y sirve para determinar los gases disueltos en la sangre (oxígeno, dióxido de carbono, valor de pH). Pero esto solamente suele ser necesario en casos muy especiales, relacionados generalmente con enfermedades graves.

¿Plasma o suero?

«La sangre es un fluido muy especial», ya lo dijo Goethe. Un 58 % de la sangre está formada por un líquido, el plasma sanguíneo, y el 42 % restante son sustancias sólidas tales como los glóbulos rojos, los leucocitos y las plaquetas. A veces, para determinar ciertas enfermedades es necesario someter la sangre a algunos procesos:

Transporta las sustancias vitales

- **Plasma sanguíneo.** Centrifugando sangre a la que se ha añadido un anticoagulante se separan las partículas sólidas de la sangre y se obtiene un líquido traslúcido y amarillento. Contiene un 90 % de agua, un 8 % de proteínas y el 2 % restante se reparte entre lípidos, glúcidos, sales, hormonas, enzimas, vitaminas, minerales y sustancias coagulantes.

El plasma es algo así como el «vehículo» del organismo: transporta las sustancias necesarias para las células y se lleva los residuos metabólicos (como ácido láctico, ácido úrico y amoniaco) hasta los órganos encargados de eliminarlos, que son el hígado y los riñones. En el plasma también encontramos los anticuerpos generados por nuestras defensas (es decir, proteínas que combaten los virus, hongos y bacterias patógenas). Suele emplearse pa-

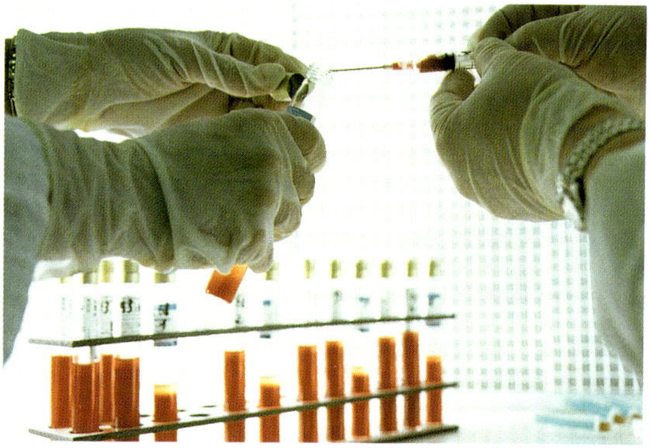

ra estudiar el metabolismo o para controles de coagulación.

Suero. Si se deja que la sangre se coagule y luego se la somete a centrifugación se obtiene un líquido casi transparente que contiene todos los ingredientes del plasma a excepción de las sustancias coagulantes destacando el fibrinógeno que se ha transformado en fibrina que es precisamente la que forma el coágulo. El suero suele emplearse para análisis de hormonas y de enzimas cuyos resultados podrían verse alterados por la presencia de coagulantes. También puede emplearse para comprobar las dosificaciones de fármacos.

Para análisis enzimáticos y hormonales

Sangre entera. La sangre natural, con todos sus componentes líquidos y sólidos, coagula en cuestión de pocos minutos. La sangre coagulada se emplea en muy pocos análisis. A la sangre que aún no ha coagulado se le suelen añadir algunos aditivos para retrasar su coagulación. Según el producto empleado se la considerará sangre con EDTA (etilendiamintetraacetato), citrato o heparina. La sangre con aditivos anticoagulantes suele emplearse, entre otras cosas, para el recuento de glóbulos rojos, glóbulos blancos y plaquetas, tipaje de grupos sanguíneos y para los bancos de sangre.

Los análisis de sangre sirven para identificar las enfermedades más diversas

Los grupos sanguíneos

En los bancos de sangre y en las donaciones es muy importante consignar siempre el grupo sanguíneo, pues en las transfusiones es de vital importancia que coincidan los grupos sanguíneos del receptor y del donante. Si se efectúa una transfusión con sangre de un grupo erróneo, pueden producirse reacciones que acaben con la vida del receptor. Distinguimos los grupos sanguíneos A, B, AB y 0 en función de las principales características morfológicas de los glóbulos rojos. Éstos difieren de una persona a otra en función de la forma en que las cadenas de glúcidos se unen a las proteínas, disposición que es hereditaria. La sangre del grupo A solamente tiene las características del grupo A y la del grupo B, solamente las del grupo B, la del grupo AB tiene ambas características y la del grupo 0 no tiene ninguna de ellas. Otra característica muy importante es el factor Rhesus (Rh) –proteínas con una disposición característica–. Las células de la sangre pueden poseer el factor Rhesus D (Rh positivo), o carecer de él (Rh negativo).

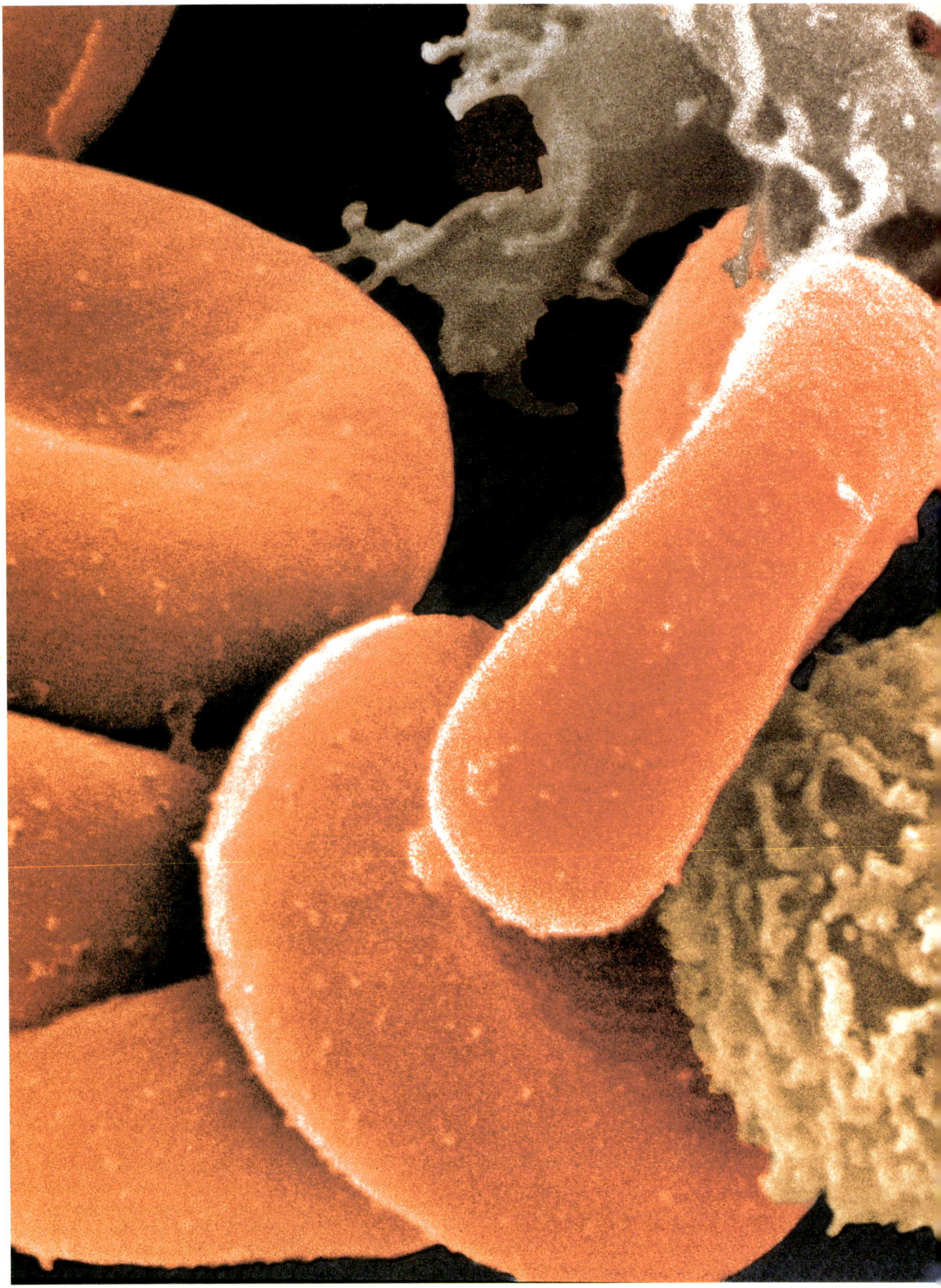

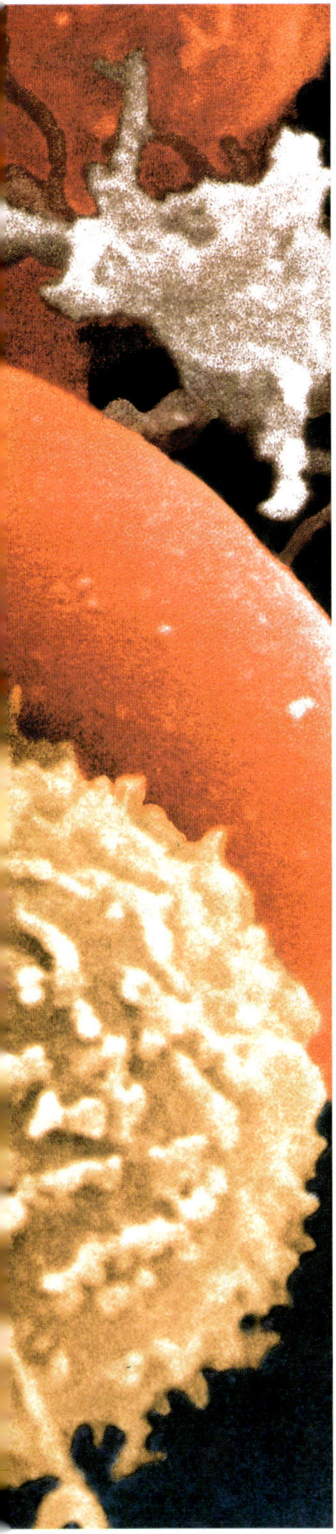

Búsqueda de huellas en la sangre

¿Le gustaría saber por qué suele sentirse cansado, le sube repentinamente la fiebre o padece cólicos de vez en cuando?
Para poder averiguar las causas de sus males, su médico le prescribirá un análisis de sangre.
Basta observarla al microscopio para detectar alteraciones morfológicas en las células de la sangre. Para obtener más información se emplean actualmente aparatos computarizados muy complejos y las técnicas de análisis más sofisticadas: se cuentan los glóbulos rojos, se calculan las proporciones de las diversas proteínas, se miden las hormonas y se detectan sustancias tóxicas y gérmenes patógenos.
Los resultados de los análisis son de gran utilidad para el médico y le ayudan mucho a efectuar un diagnóstico correcto.

Comprendamos mejor el hemograma

Un hemograma no es más que el análisis de las células de la sangre. En función de cada caso, el médico puede indicar uno de los métodos siguientes o análisis más específicos.

Hemograma menor

El hemograma menor sirve para comprobar los elementos fijos de la sangre, que son:

- Glóbulos rojos (eritrocitos, pág. 22).
- Diversas pruebas referentes a la morfología de los eritrocitos (VCM, HCM, CHCM, pág. 24).
- El pigmento de la sangre (hemoglobina, pág. 23).
- El número total de glóbulos blancos (leucocitos, pág. 25).
- Plaquetas (trombocitos, pág. 30).
- Hematócrito (un valor que determina la fluidez de la sangre, pág. 23).

Valores del hemograma menor

Linfocitos y glóbulos rojos vistos al microscopio

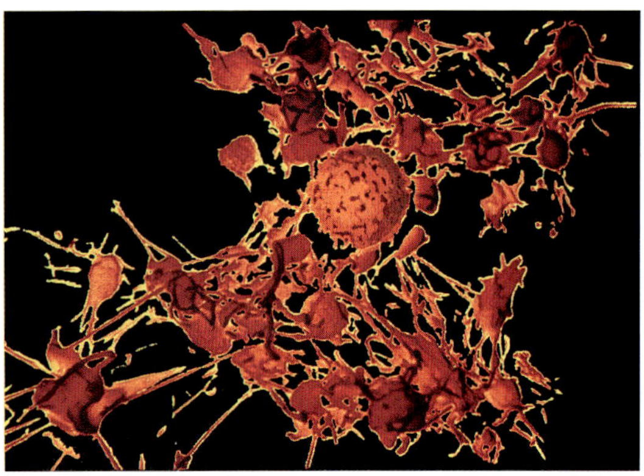

Hemograma mayor

El hemograma mayor (hemograma diferencial) incluye todas las pruebas del hemograma menor, pero además se realiza un estudio más profundo («diferencial») de los glóbulos blancos. Aquí se distinguen varios tipos cuyo análisis es más complejo y costoso, por lo que solamente se realiza en el caso de que se sospechen patologías muy concretas. Esto es lo que se analiza:

- Granulocitos neutrófilos (pág. 27).
- Granulocitos eosinófilos (pág. 27).
- Granulocitos basófilos (pág. 28).
- Linfocitos (pág. 29).
- Monocitos (pág. 30).

El hemograma mayor nos suministra más datos

Velocidad de sedimentación de la sangre (VSG)

El método más conocido para detectar procesos infecciosos es la evaluación de la velocidad de sedimentación de la sangre (VSG = velocidad de sedimentación globular). Algunos laboratorios denominan a este método «eritrosedimentación», y es una prueba que se realiza de forma rutinaria en cada análisis de sangre. A la sangre venosa se le añade un anticoagulante y se la coloca en un tubo de ensayo de forma que las partículas sólidas (células) empiecen a sedimentarse. Lo importante es determinar la velocidad con que esto sucede. Si en el organismo existe alguna infección se producen proteínas adherentes que hacen que los eritrocitos se unan entre sí y precipiten en menos tiempo. La velocidad de sedimentación nos permite detectar la presencia de infecciones, pero no sus características ni su ubicación.

La velocidad es determinante

Existen muchos factores que pueden alterar esta velocidad de sedimentación. Los anticonceptivos orales, la heparina (un anticoagulante) y los alimentos con mucho colesterol (como los «cheeseburger») hacen que los corpúsculos de la sangre sedimenten a mayor velocidad.

IMPORTANTE

Una velocidad de sedimentación normal no implica necesariamente que no se padezca ninguna enfermedad; en algunas infecciones intestinales, infecciones víricas e incluso cáncer, este valor puede mantenerse dentro de la normalidad.

Valores de referencia de la velocidad de sedimentación de la sangre

Mujeres

- **hasta 50 años:** < 20 mm/h
- **más de 50 años:** ≤ 30 mm/h

Hombres

- **hasta 50 años:** < 15 mm/h
- **más de 50 años:** ≤ 20 mm/h

La velocidad de sedimentación se expresa en milímetros en la primera hora.

Por el contrario, el ácido acetilsalicílico (aspirina), la cortisona y algunos medicamentos contra el reuma hacen que la velocidad de sedimentación sea menor.

Velocidad de sedimentación elevada

- Infección aguda o crónica.
- Infección de la sangre.
- Anemia.
- Enfermedades autoinmunes.
- Enfermedades agudas de riñones o hígado.
- Tumores.
- Aumento de tamaño de los glóbulos rojos (macrocitosis).
- Embarazo.

La velocidad de sedimentación de las embarazadas también es más alta

Velocidad de sedimentación baja

- Alteraciones hepáticas crónicas.
- Exceso de glóbulos rojos (poliglobulia).

• Anomalías en la producción de la sangre.
• Miocarditis.

Eritrocitos (glóbulos rojos)

Los eritrocitos viven 120 días

Por nuestros vasos sanguíneos circulan más de 30 billones de glóbulos rojos. Se generan en la médula ósea del esternón, de los huesos de la cadera y de los huesos largos, y a razón de ¡2,5 millones cada segundo! Los elementos básicos para su formación son hierro, vitamina B_{12} y ácido fólico. Los eritrocitos viven 120 días y luego son descompuestos en sus elementos básicos, labor que se realiza principalmente en el bazo. Los eritrocitos son los encargados de transportar oxígeno por las arterias hasta llegar a todas las células del cuerpo y luego evacuan por las venas el dióxido de carbono. El número de eritrocitos puede aumentar en caso de falta de oxígeno (en alta montaña o si se fuma demasiado) o bien cuando se requiere una mayor oxigenación (deportistas).

En alta montaña aumenta el número de glóbulos rojos y sube la concentración de hemoglobina

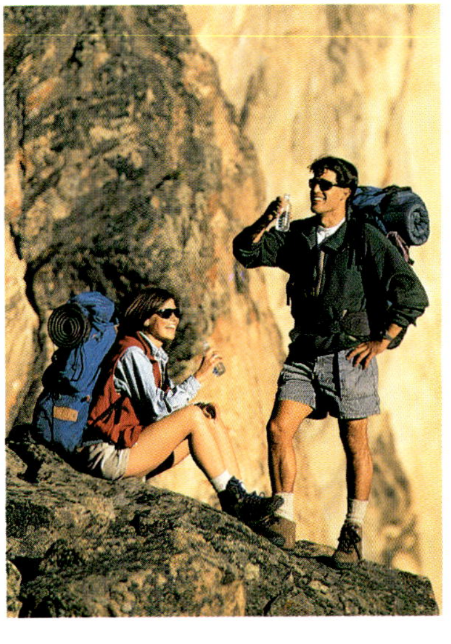

Intervalos de referencia de eritrocitos

• **Mujeres:** 4,1-5,1 millones/µl
• **Hombres:** 4,5-5,9 millones/µl
en sangre venosa de personas adultas

Número de eritrocitos demasiado elevado

El estrés también hace aumentar el número de glóbulos rojos

• Poliglobulia.
• Estrés.
• Falta de fluidos a causa de diabetes, diarrea o diuresis.
• Enfermedades crónicas del corazón o los pulmones.
• Enfermedades de la médula ósea.
• Aumento patológico de todas las células de la sangre (policitemia).

Número de eritrocitos demasiado bajo

• Anemia debida a la falta de hierro, proteínas, cobre o vitaminas (vitamina C, vitamina B_{12}, ácido fólico), anomalías en la médula ósea o en la asimilación del hierro.
• Carencias alimentarias, sobre todo en vegetarianos. En estos casos suelen faltar especialmente la vita-

mina B_{12} y el ácido fólico, pues se encuentran principalmente en la carne.

- Pérdidas de sangre debidas a pequeñas hemorragias gástricas o intestinales (síntoma: heces muy oscuras), encías sangrantes crónicas (parodontitis), menstruaciones muy abundantes.
- Infecciones crónicas.
- Intoxicaciones por metales pesados.
- Anomalías en la producción de sangre.
- Anemia eritrocítica.
- Lesiones renales producidas por diabetes o tumores.

Hemoglobina (Hb)

La hemoglobina es un pigmento respiratorio formado por proteínas y hierro que proporciona a la sangre su característico color rojo. Cada glóbulo rojo lleva unos 300 millones de moléculas de hemoglobina. La hemoglobina capta oxígeno en los pulmones y lo transporta por los capilares hasta todas las células del cuerpo. En el viaje de vuelta hacia el pulmón, estas moléculas de hemoglobina van cargadas con dióxido de carbono. Si se fuma mucho o se viaja a zonas montañosas muy altas, la falta de oxígeno hace que se multipliquen los eritrocitos y aumente la concentración de hemoglobina.

La hemoglobina es el pigmento de la sangre

Intervalos de referencia de hemoglobina

- **Mujeres:** 12,3-15,3 g/dl
- **Hombres:** 14,0-17,5 g/dl

en sangre venosa de personas adultas

Nivel de hemoglobina demasiado elevado.

Otras causas que provocan el aumento de eritrocitos:

- Medicamentos contra la epilepsia, neuralgia de trigémino, lesiones nerviosas causadas por la diabetes, diuréticos.

Nivel de hemoglobina demasiado bajo

Otras causas que provocan la disminución del número de eritrocitos:

- Ingredientes de algunos medicamentos tales como el ácido acetilsalicílico (puede provocar hemorragias internas), quinina, metildopamina.
- Anemia. Junto con el contaje de eritrocitos, el nivel de hemoglobina indica el tipo de anemia de que se trata.

Hematócrito (Hto)

El hematócrito no es ningún componente de la sangre, sino un factor de cálculo. Nos indica el porcentaje total en volumen de los glóbulos rojos en relación al volumen

Un factor de cálculo

Los niveles son más bajos durante el embarazo y en caso de ejercicio extremo

total de sangre (plasma más elementos formes). Cuanto mayor sea este valor, más espesa será la sangre. Al médico le es imprescindible conocer este valor para poder diagnosticar correctamente una anemia –existen docenas de variedades distintas–. Baja en los seis primeros meses de embarazo y en los deportistas de alto nivel sin que ello sea indicio de enfermedad.

Intervalos de referencia del hematócrito

- **Mujeres:** 34,6-44,7 %
- **Hombres:** 36,0-48,2 %

en sangre venosa de personas adultas

Hematócrito demasiado elevado

- Multiplicación de los glóbulos rojos de la sangre (poliglobulia).
- Disminución del volumen de plasma sanguíneo (pérdida de fluidos por sudoración intensa, diarreas o vómitos).
- Intoxicación por monóxido de carbono (¡y por fumar!).
- Bloqueo de la respiración celular producido por sustancias tóxicas (ingredientes de algunos productos para proteger la madera, cianuros).
- Riesgo de diabetes de tipo II.
- Riesgo de infarto y enfermedades coronarias.
- Tumores.

Hematócrito demasiado bajo

- Anemia.
- Pérdida de sangre.
- Aumento del volumen de plasma sanguíneo (puede ser por enfermedad de las cápsulas suprarrenales).
- Embarazo.

VCM, HCM, CHCM

Estas curiosas abreviaturas se emplean para definir la relación entre el tamaño de los eritrocitos (volumen) y su contenido en hemoglobina. Estos valores se calculan a partir del número de eritrocitos y el nivel de hemoglobina. Así pueden detectarse anomalías patológicas en los eritrocitos, como por ejemplo un aumento de tamaño.

Su significado es este:

VCM (volumen corpuscular medio), es el valor estandarizado del volumen de los eritrocitos (o sea, su tamaño).

HCM (hemoglobina corpuscular media), nos indica la hemoglobina que contiene cada eritrocito.

CHCM (concentración de hemoglobina corpuscular media), indica la concentración de hemoglobina de los glóbulos rojos y nos da una idea de su elasticidad (viscosidad). Este dato nos dice si los eritrocitos pueden hacerse lo suficientemente

¿Son delgados los glóbulos rojos?

Intervalos de referencia de VCM, HCM, CHCM

- **VCM:** 80-96 µm (80-96 fl*)
- **HCM:** 28-33 pg/célula (1,736-2,046 fmol/célula*)
- **CHCM:** 33-36 g/dl (20,48-22,34 mmol/l*)

en sangre venosa de personas adultas
* = unidades SI

«delgados» como para pasar hasta por los capilares más finos.

VCM demasiado alto

- Problemas en la división celular durante la producción de sangre (anemia macrocítica o hipercrómica).
- Cirrosis hepática.
- Alcoholismo, fumar.
- Carencia de vitamina B_{12} o ácido fólico.

HCM demasiado alto

- Carencia de vitamina B_{12} o ácido fólico.

CHCM demasiado alto

- Defecto congénito en los glóbulos rojos (esferocitosis).

VCM, HCM y CHCM demasiado bajos

- **Anemia.** Generalmente se debe a falta de hierro, pero también puede haber una carencia de cobre y vitamina B_6.

Leucocitos (glóbulos blancos)

Usted está protegido, día y noche, por 20.000 millones de guardaespaldas muy eficaces –los glóbulos blancos–. Se generan en la médula ósea, y se convierten en especialistas allí mismo o en el timo. Los leucocitos patrullan constantemente por los vasos sanguíneos, los vasos linfáticos y los tejidos eliminando las células deterioradas y combatiendo a las sustancias extrañas que encuentran tales como bacterias, virus y hongos.

Pero estas defensas tan imprescindibles para nosotros son muy sensibles. Algunos de los factores que más pueden debilitar su efectividad son los siguientes: estrés (sobre todo el crónico), falta de sueño, radiaciones, hormonas, alcohol, nicotina y el abuso de «comida rápida».

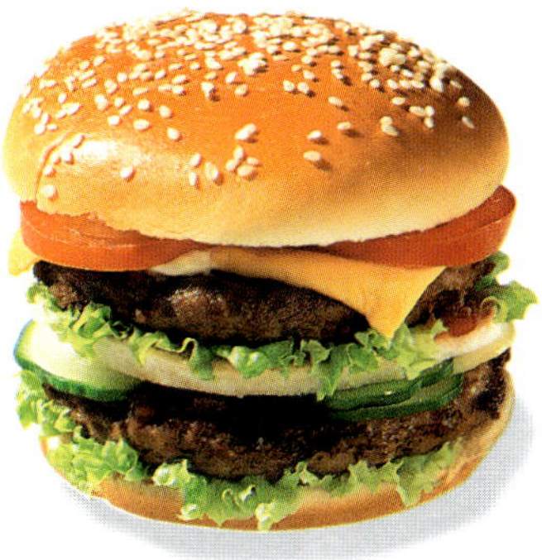

La «comida rápida» baja las defensas

Intervalo de referencia de los leucocitos

- 4.400-11.300 leucocitos/µl

en sangre venosa de personas adultas

IMPORTANTE

Una cantidad anómala de leucocitos es únicamente una alarma general, pero sólo se obtienen resultados precisos cuando se analizan los diversos tipos de leucocitos (pág. 27).

Concentración de leucocitos elevada (leucocitosis)

- Infecciones bacterianas (desde un flemón hasta una infección en las trompas de Falopio).
- Infecciones por hongos, gusanos y otros parásitos.
- Infecciones crónicas como bronquitis, colitis (infección intestinal), artritis.
- Enfermedades metabólicas, como un ataque agudo de gota, una hiperactividad de las glándulas suprarrenales, cólicos del embarazo.
- Cáncer de las células que producen la sangre.
- Tumores.
- Alergias.

Concentración de leucocitos muy elevada (más de 20.000/µl)

Leucemia mielítica crónica (LMC) –la leucemia más común en adultos de más de 50 años–. Para confirmar el diagnóstico es necesario efectuar otras pruebas, como la biopsia de médula ósea.

Es necesario realizar más pruebas

Concentración de leucocitos demasiado baja (leucopenia)

- Infección vírica crónica o aguda (gripe, sarampión, rubeola).
- Infecciones bacterianas graves (como el tifus).
- Malaria.
- Envenenamiento de la sangre (sepsis).
- Enfermedades autoinmunes.
- Anomalías en la producción de sangre en la médula ósea causadas por emisiones radioactivas, pesticidas o metales pesados.
- Intoxicaciones agudas y crónicas con plomo, mercurio, benzol o monóxido de carbono.
- Antibióticos, quimioterapia, medicamentos para combatir la hipertensión, tiroxina, antidepresivos y

Leucemia

En Alemania cada año enferman de leucemia unas 10.000 personas. Los médicos distinguen entre la leucemia linfática (que se origina en el sistema linfático) y la mieloide (en la médula ósea). En ambos casos se produce un gran aumento en la proporción de determinadas variedades de leucocitos que destruyen a los eritrocitos (glóbulos rojos) y las plaquetas de la sangre. Los niños suelen enfermar de leucemia linfática aguda, mientras que en los adultos es más frecuente la leucemia mieloide aguda. Se especula que estas enfermedades pueden estar desencadenadas por factores genéticos, emisiones radioactivas, determinados productos químicos y algunos virus.

reguladores de los ácidos gástricos.

Leucocitos especiales

Los glóbulos blancos desempeñan muchas funciones específicas, y su «especialidad» se conoce por su aspecto externo.

Granulocitos

Especialistas en combatir a los intrusos

En el laboratorio se diferencian varios tipos de granulocitos en función a su capacidad para pigmentarse, son estos: neutrófilos, eosinófilos y basófilos. Los neutrófilos a su vez se clasifican en bandas y segmentados.

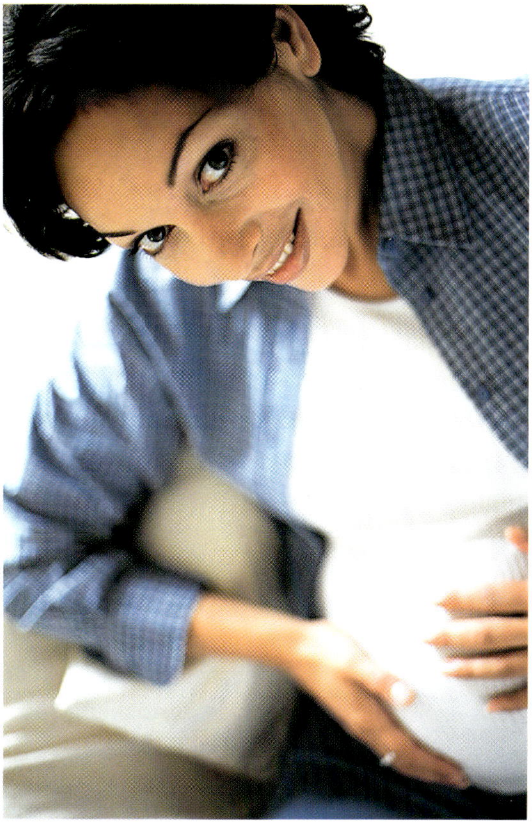

Granulocitos neutrófilos

Estos leucocitos son los «primeros auxilios» en caso de que se produzca un ataque por bacterias u hongos. Surgen de las paredes de hasta los más diminutos capilares y llegan inmediatamente al lugar en el que se ha producido la infección. Encapsulan a los invasores o a las sustancias extrañas, los envuelven en enzimas y los digieren. Las embarazadas y los fumadores suelen presentar niveles bastante altos.

Los granulocitos neutrófilos están especialmente alerta durante el embarazo

Falsa alarma ante sustancias inofensivas

Valores de referencia para los granulocitos

- **Granulocitos (en total):** 59 % (1.800-7.700/µl)
- **Segmentados:** 56 % (1.800-7.000/µl)
- **Bandas:** 3 % (0-700/µl)
- **Eosinófilos:** 2,7 % (0-450/µl)
- **Basófilos:** 0,5 % (0-200/µl)

en sangre venosa de personas adultas

Granulocitos eosinófilos

Su función primordial es combatir a los gusanos y parásitos. En las personas alérgicas atacan también a los alergenos –proteínas inofensivas procedentes de la alimentación o del polen.

Granulocitos basófilos

Ayudan a los eosinófilos en su lucha contra los parásitos y, por desgracia, también en las reacciones alérgicas.

Lo que activa a los granulocitos

Nivel de neutrófilos demasiado alto (neutrofilia)

- Infecciones causadas por hongos, bacterias, virus, parásitos.
- Intoxicaciones.
- Gota.
- Abundante pérdida de sangre, como después de una operación.
- Cortisona, litio, adrenalina.
- Hormonas (anticonceptivos).
- Cáncer.

Nivel de eosinófilos demasiado alto (eosinofilia)

- Reacciones alérgicas como el asma, alergias a los alimentos y a los ácaros, neurodermitis.
- Gusanos, hongos y otros parásitos.
- Fase de curación después de una infección.
- Medicamentos tales como la penicilina y el ácido acetilsalicílico.
- Algunas enfermedades muy concretas como la escarlatina, el sarampión y la disentería.
- Cáncer.

Nivel de basófilos demasiado alto (basofilia)

- Alergias.
- Ocasionalmente: leucemia mieloide crónica, policitemia vera (enfermedad de las células que producen la sangre).

Nivel de neutrófilos demasiado bajo (neutropenia)

- Infecciones bacterianas como el tifus y la tuberculosis, envenenamiento de la sangre.
- Infecciones víricas como la gripe, paperas, sarampión, varicela.
- Malaria.
- Enfermedades autoinmunes.
- Lesiones de la médula ósea causadas por emisiones radioactivas, benzol o metales pesados.
- Alergia a los medicamentos.
- Diversos medicamentos tales como los antibióticos y los antidiabéticos, fármacos para combatir la malaria, sales de oro utilizadas para el reuma.

Nivel de eosinófilos demasiado bajo (eosinopenia)

- Infecciones graves y agudas: envenenamiento de la sangre, tifus, peritonitis.
- Pulmonía.
- Tratamientos hormonales.
- Enfermedades de las glándulas productoras de hormonas (suprarrenales, hipófisis).

Linfocitos

Tropas de apoyo para casos de emergencia

Cuando los granulocitos necesitan ayuda para poder combatir intrusos o para destruir células atacadas por virus, se activan otros leucocitos especiales: los linfocitos. Hay más de 300.000 millones de linfocitos vigilando constantemente nuestro cuerpo, y 15.000 millones de ellos (el 5 %) circulan por la sangre en «estado de alerta». En total pesan 1,5 kg. Se distingue entre linfocitos B (de la médula ósea) y linfocitos T (del timo). Los linfocitos B generan anticuerpos a medida (inmunoglobulinas, inmunoproteínas) como armas contra agentes internos o externos.

Armas a medida contra los invasores

Los linfocitos T organizan la defensa concreta contra cada intruso: algunos sirven como memoria (recuerdan durante toda la vida a los «intrusos»), otros distribuyen los anticuerpos y demás células del sistema inmunitario para garantizar la eficacia de su respuesta. También hay otros que se encargan de que no haya demasiados linfocitos con el mismo objetivo.

Nivel de linfocitos demasiado alto (linfocitosis)

- Infecciones víricas, como citomegalia.
- Toxoplasmosis (infección parasitaria que se transmite por las heces de animales o carne cruda).

Intervalo de referencia para linfocitos

- 25 %, 1.000-4.800/µl

en sangre venosa de personas adultas

- Infecciones crónicas como tuberculosis o sífilis.
- Leucemia linfática crónica o aguda, enfermedad de Hodgkin (cáncer de los ganglios linfáticos).
- Tumores.
- Tosferina.
- Convalecencia después de una infección.
- Hipertiroidismo.
- Enfermedades de las glándulas suprarrenales (enfermedad de Addison).

Linfocitos: muy activos tras las infecciones

Nivel de linfocitos demasiado bajo (linfopenia)

- Disfunciones del sistema inmunitario.
- Quimioterapia, radioterapia.
- Infección por VIH-SIDA.
- Enfermedades intestinales infecciosas.
- Enfermedades autoinmunes (como lupus eritematoso).
- Enfermedades reumáticas.
- Tuberculosis.
- Convalecencia de infecciones como la gripe.
- Postoperatorios.
- Uremia.
- Falta de cinc.
- Cortisona.
- Estrés.

Monocitos

Estos «parientes» de los granulocitos neutrófilos se encargan de arrasar los gérmenes patógenos, restos de células y otras sustancias extrañas. Dado que lo que hacen es engullir (fagocitar) bacterias, virus, hongos y detritos metabólicos, también se les conoce como macrófagos. Los monocitos se reparten el trabajo: una parte permanece en el tejido conjuntivo (histocitos, macrófagos de los tejidos), mientras que el resto goza de total movilidad y se desplaza a través la sangre y la linfa.

Intervalo de referencia para monocitos

- 4 %, 0-800/µl

en sangre venosa de personas adultas

Nivel de monocitos demasiado alto (monocitosis)

- Infecciones víricas como paperas, sarampión, rubéola, varicela o gripe.
- Infecciones bacterianas como tuberculosis o sífilis.
- Malaria.
- Enfermedades autoinmunes.
- Leucemias crónicas y agudas, cáncer de ganglios linfáticos.
- Leucemia de monocitos.
- Cáncer.
- Carencia de granulocitos.
- Endocarditis.

Nivel de monocitos demasiado bajo (monocitopenia)

- Las lesiones o las enfermedades de la médula ósea que genera la sangre.

Trombocitos (plaquetas)

Por nuestro organismo circulan miles de millones de trombocitos dispuestos a entrar en acción en cuanto sea necesario. Si se produce una hemorragia se sitúan en los bordes de la herida formando un «tapón» a base de fibras de proteínas (fibrinógeno, pág. 33), que acaba por bloquear la abertura y detener la pérdida de sangre. Una tercera parte de los trombocitos están en el bazo. Después de permanecer diez días en el «servicio activo», los trombocitos son degradados en el bazo y sustituidos por células nuevas.

Nivel de trombocitos demasiado alto (trombocitosis)

- Leucemia mieloide crónica.

IMPORTANTE

El ácido acetilsalicílico, el alcohol, y probablemente también el ajo, hacen disminuir el nivel de trombocitos. Una concentración inferior a 10.000 trombocitos/µl puede causar hemorragias internas.

Valores de referencia para trombocitos

Mujeres

- **31-45 años:** 215.000-379.000/µl
- **46-60 años:** 201.000-379.000/µl
- **> 60 años:** 187.000-366 000/µl

Hombres

- **31-45 años:** 193.000-365.000/µl
- **46-60 años:** 202.000-356.000/µl
- **> 60 años:** 177.000-361.000/µl

en sangre venosa

- Enfermedades de la médula ósea, como la mielofibrosis.
- Infecciones (generalmente purulentas) de las vías respiratorias y urinarias.
- Abscesos.
- Estrés.
- Infecciones intestinales crónicas.
- Tumores con metástasis.
- Pérdida de sangre, anemia y postoperatorios.

Nivel de trombocitos demasiado bajo (trombopenia)

- Deterioro de la médula ósea y dificultades para generar plaquetas a causa de quimioterapia o radioterapia.
- Metástasis de la médula ósea.
- Enfermedades autoinmunes como el síndrome de Werlhof: las plaquetas son destruidas por los medicamentos o por los anticuerpos del sistema inmunitario.
- Anemias graves.
- Fuertes pérdidas de sangre, shock.
- Infecciones víricas como el sarampión o la varicela.
- Leucemia linfática crónica.
- Alergia y choque anafiláctico causados por alimentos, medicamentos e insecticidas.
- Estados carenciales de vitamina C, vitamina B_{12} o ácido fólico.
- Parece ser que algunos medicamentos, como la quinina y diversos analgésicos, destruyen las plaquetas a base de estimular las células del sistema inmunitario.
- Intoxicaciones crónicas por benzol, arsénico y oro.

El estado de shock ralentiza la cicatrización

Factores de coagulación de la sangre

Tres sistemas para curar las heridas

El organismo emplea tres métodos simultáneos e independientes para curar las heridas y frenar las hemorragias:

- Constricción de los vasos sanguíneos tras la lesión.
- Formación de trombos de plaquetas para taponar los vasos sanguíneos afectados.
- Activación de los factores de coagulación.

Se conocen unos 30 factores coagulantes, la mayoría de ellos a base

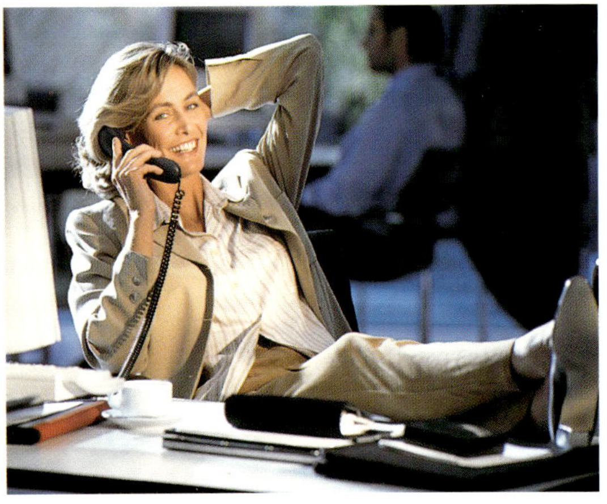

Prevención para las trombosis: poner de vez en cuando las piernas sobre la mesa

de proteínas. Algunos actúan como agregantes plaquetarios, y otros vuelven a disolver los trombos de sangre formados para bloquear los vasos. Hay personas que tienen anomalías hereditarias relacionadas con la coagulación. La más conocida de ellas es la hemofilia, que consiste en una carencia del factor coagulante VIII. Si se sospecha una anomalía en la coagulación de la sangre, pueden analizarse todos los factores por separado.

Tiempo de sangrado

El médico efectúa una leve punción en la yema de un dedo o en el lóbulo de la oreja y cronometra el tiempo que pasa hasta que deja de sangrar. Es una prueba muy sencilla para comprobar si hay problemas de coagulación. Si la punción sangra durante más de seis minutos habrá que realizar más pruebas para determinar la causa.

Valor de referencia en el sangrado

- 4-6 minutos (según la técnica empleada)

Prueba rápida (tiempo de tromboplastina)

Esta prueba se efectúa como control antes de una intervención quirúrgica, para supervisar una terapia con fármacos anticoagulantes o para comprobar la funcionalidad de diversos factores de coagulación (II, V, VII, X). Si se emplean fármacos anticoagulantes el resultado es más bajo.

Resultados bajos (tiempo de tromboplastina demasiado largo)

- Falta de vitamina K, debida quizá a una alimentación deficiente, falta de ácidos biliares, enfermedades intestinales. Esta vitamina interviene en la síntesis de algunos factores coagulantes.
- Enfermedades del hígado (cirrosis, hepatitis aguda).
- Falta de fibrinógeno (proteína cicatrizante).
- Enfermedad autoinmunológica (síndrome antifosfolípidos).

Si la alimentación es correcta, las heridas se curan más deprisa

Tiempo de tromboplastina parcial (TTP)

Cuando se sospecha la presencia de una enfermedad hereditaria de la

Valor de referencia de la prueba rápida

- 70-130 % del tiempo normal

en plasma sanguíneo

sangre (hemofilia) o se comprueba la coagulación de la sangre en vistas a una intervención quirúrgica, se analizan principalmente los factores de coagulación que se generan en el hígado. El 95 % de las anomalías hereditarias de la sangre presentan una prolongación del tiempo de tromboplastina parcial.

Valor de referencia PTT

- 26-36 segundos (en función del reactivo empleado)

en plasma sanguíneo

Prolongación del tiempo de tromboplastina parcial

- Carencia congénita de factores de coagulación.
- Fármacos anticoagulantes (con heparina, por ejemplo).
- Enfermedades autoinmunes.

Fibrinógeno

El fibrinógeno se genera en la médula ósea y en el hígado, y es el primer paso para la formación del «tapón de proteínas» (pág. 30) que bloquea las hemorragias. Se le considera como uno de los factores de coagulación (factor I). Su evaluación nos permitirá saber si en el cuerpo hay algún proceso de coagulación en curso (lo cual implica hemorragias), como suele suceder en enfermedades infecciosas crónicas. El valor aumenta con la edad.

Intervalo de referencia del fibrinógeno

- 1,8-3,5 g/l

en plasma sanguíneo

Fibrinógeno elevado

- Infecciones agudas y crónicas.
- Tumores.
- Lesiones en los tejidos hepáticos (valores de fibrinógeno muy elevados).
- Lesiones e infecciones renales.
- Reuma.
- Hipertensión.

Fibrinógeno demasiado bajo

- Lesiones hepáticas (como la cirrosis) o problemas en la irrigación del hígado.
- Intoxicaciones, como las producidas por setas.
- Trombosis.
- Hemorragias graves, estado de shock.
- Malaria.

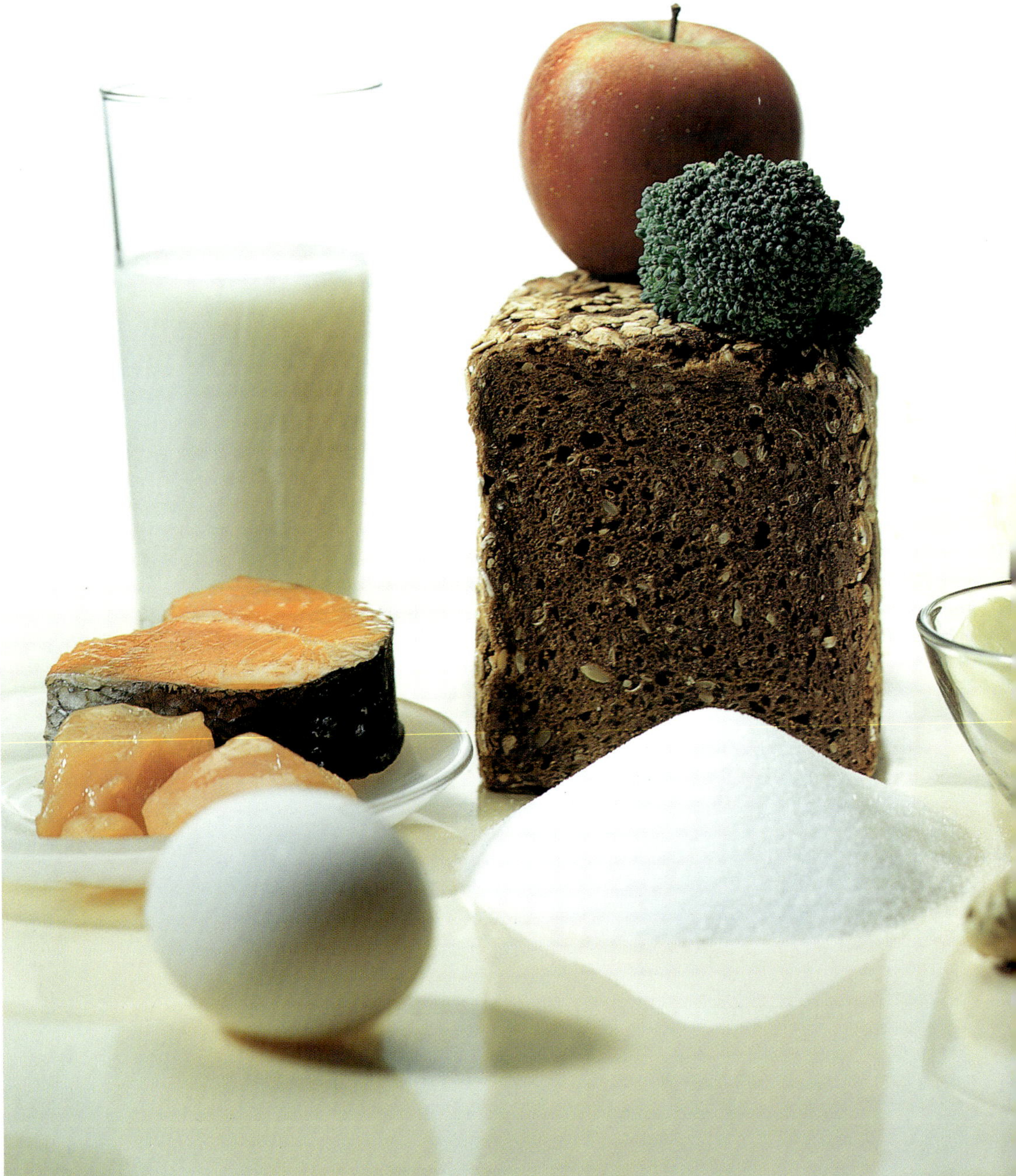

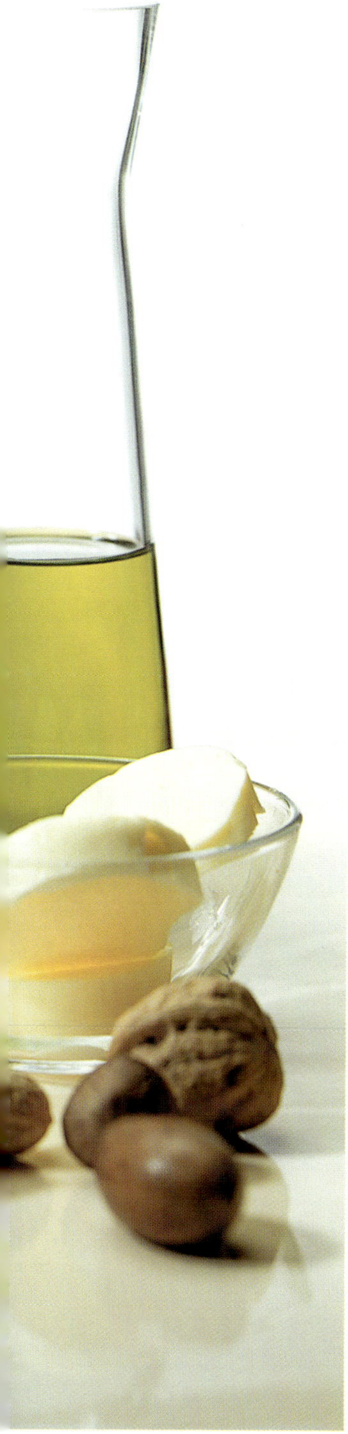

Analizar el metabolismo

Las células humanas están formadas básicamente por glúcidos, proteínas y lípidos. El organismo descompone todos los alimentos que ingerimos en estos tres grupos de sustancias. Sirven para la formación de células, para controlar las reacciones bioquímicas y como fuentes de energía. Y todas estas funciones están controladas a su vez por la acción de las vitaminas, minerales y oligoelementos.
Los análisis clínicos nos pueden proporcionar mucha información acerca de los nutrientes que recibe el organismo. Por otra parte, analizar los productos intermedios y finales del metabolismo nos permite saber cómo funcionan los órganos implicados, si se aprecian anomalías y si conviene cambiar urgentemente de hábitos alimenticios.

Grasas (lípidos)

Los lípidos protegen a las células

Las grasas son de una importancia vital para los 70 billones de células de nuestro cuerpo: protegen las membranas celulares evitando lesiones y el ataque de moléculas agresivas (como por ejemplo los radicales libres). Hacen que las membranas celulares se mantengan elásticas y forman parte tanto de los jugos digestivos como de las hormonas (las hormonas sexuales, por ejemplo). Las grasas típicas constan de una fracción glicérica a la que se unen tres ácidos grasos, denominándose entonces triglicéridos o grasas neutras.

Lípidos y agua, una unión imposible

Todas las grasas son insolubles en agua y, por tanto, también en la sangre. Por esto, en el intestino delgado y en el hígado se unen grasas (lípidos) con proteínas para dar lugar a lipoproteínas. En los análisis se miden las siguientes concentraciones de colesterol en la sangre:

- **Colesterol HDL** (High Density Lipoprotein). Es el colesterol «bueno», de alta densidad; mantiene los vasos sanguíneos limpios de acumulaciones de grasa.
- **Colesterol LDL** (Low Density Lipoprotein). Es el colesterol «malo», de baja densidad; tapona los vasos sanguíneos.
- **Colesterol VLDL** (Very Low Density Lipoprotein). Tiene una densidad muy baja y un elevado porcentaje de lípidos. Perjudica las paredes de los vasos sanguíneos.
- **Lipoproteína A.** Si el médico sospecha que puedan existir anomalías en el metabolismo, también puede solicitar un análisis de la lipoproteína A. Se la considera un factor de riesgo para infartos y trombosis y es una lipoproteína similar al colesterol LDL.

Colesterol (total)

El cuerpo sintetiza aproximadamente las tres cuartas partes del colesterol total –solamente una cuarta parte llega a la sangre procedente de la alimentación–. Por tanto, esas dietas drásticas sin nada de grasas no son muy efectivas.

IMPORTANTE

La vitamina C y algunos analgésicos pueden bajar el nivel de colesterol. ¡Fumar lo aumenta! El colesterol total aumenta con la edad.

Por desgracia, la medición del colesterol total solamente nos da una idea aproximada acerca de si aumenta el riesgo de enfermar. El límite superior para enfermedades coronarias se establece en 200 mg/dl.

Valor de referencia para el colesterol total

• hasta 200 mg/dl (≤ 5,2 mmol/l*)

en suero y plasma de adultos de menos de 60 años

* = unidades SI

Nivel de colesterol elevado

• Alteración hereditaria del metabolismo lipídico (hipercolesterolemia).

• Alteraciones del metabolismo lipídico hereditarias o adquiridas (hiperlipidemia).

• Diabetes mal controlada.

• Patologías crónicas del hígado, vesícula biliar y riñones.

• Hormonas (como la cortisona o las de los anticonceptivos orales).

• Hipotiroidismo.

• Hábitos alimentarios inadecuados (especialmente un exceso de grasas animales como huevos, carne, etc.).

Nivel de colesterol bajo

• Hipertiroidismo.

• Enfermedades hepáticas.

• Infecciones intestinales crónicas.

• Alimentación baja en grasas.

• Enfermedades cancerosas en el tracto digestivo.

cHDL, cLDL y cVLDL

Colesterol bueno y colesterol malo

Las proporciones de las lipoproteínas cHDL y cLDL son mucho más importantes que el valor del colesterol total. En función de sus características, se los ha dividido en «bueno» y «malo». Así, el colesterol HDL es el «bueno» porque arrastra las peligrosas acumulaciones de grasas que se depositan en las células y en las paredes de los vasos sanguíneos, y las transporta hasta el hígado, donde son destruidas por la bilis. Se ha comprobado que las dos terceras partes de las personas que han padecido un infarto tenían el nivel de colesterol HDL demasiado bajo.

Los colesteroles «malos» LDL y VLDL acumulan grasa en los vasos sanguíneos y favorecen la arteriosclerosis.

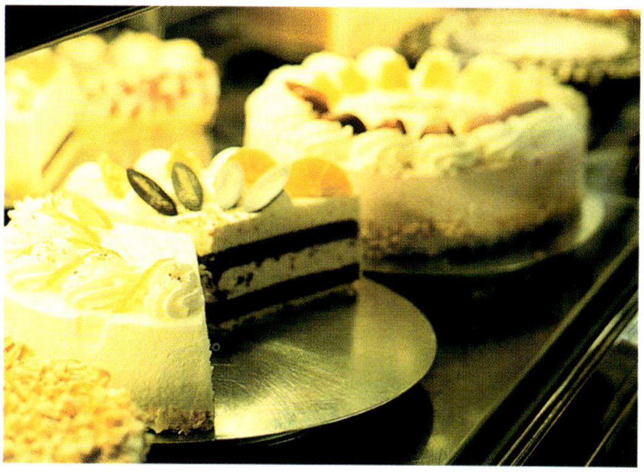

Los pasteles de mantequilla, crema y nata aumentan el nivel de colesterol

Valores de referencia de cHDL y cLDL

- **cHDL:** ≥ 35 mg/dl (≥ 0,9 mmol/l*)
- **cLDL:** < 155 mg/dl (≤ 4,0 mmol/l*)

en suero y plasma de personas adultas
* = unidades SI

Nivel de colesterol LDL elevado

- Arteriosclerosis, elevado riesgo de infarto.
- Hormonas.
- Vida sedentaria.
- Alimentación inadecuada.
- Fumar.
- Diabetes mal controlada.

Triglicéridos

Las células del tejido adiposo contienen principalmente triglicéridos (grasas neutras, ver pág. 36). Su glicerina y sus ácidos grasos son los principales combustibles que proporcionan energía a las células. Una elevada concentración de triglicéridos en la sangre solamente será perjudicial para el corazón y los vasos sanguíneos cuando vaya unida a un bajo nivel del colesterol HDL «bueno» y un elevado nivel de colesterol LDL «malo».

Valor de referencia de triglicéridos

- hasta 200 mg/dl (≤ 2,30 mmol/l*)

en suero y plasma de personas adultas
* = unidades SI

Nivel de triglicéridos demasiado elevado

- Diabetes.
- Enfermedades renales o hepáticas.
- Infección del páncreas.
- Hipotiroidismo.
- Obesidad (bulimia).
- Disfunción metabólica congénita (hiperlipoproteinemia de tipo IV).
- Fármacos tales como cortisona y anticonceptivos orales.
- Gota.
- Alimentación muy rica en carbohidratos.

Peligroso si el nivel de colesterol LDL es más alto de la cuenta

Nivel de triglicéridos demasiado bajo

- Hipertiroidismo.
- Desnutrición, debida a diarreas, enfermedades intestinales crónicas o cáncer.

Ácidos grasos contra el infarto

Las grasas no siempre son perjudiciales. Los estudios más recientes demuestran que las personas con un nivel de colesterol muy bajo tienden a ser más depresivas o agresivas. Determinados ácidos grasos poliinsaturados (como los ácidos grasos omega 3, pág. 39) incluso protegen del infarto.

Los expertos en nutrición nos recomiendan la regla de los tercios: consumir a diario un tercio de ácidos grasos monoinsaturados, un tercio de poliinsaturados y un tercio de ácidos grasos saturados.

Los ácidos grasos de un vistazo

ÁCIDOS GRASOS	CARACTERÍSTICAS Y PRINCIPALES ALIMENTOS QUE LOS CONTIENEN	CONSUMO
ÁCIDOS GRASOS SATURADOS	Aumentan el nivel tanto del nivel de colesterol «bueno» HDL, como del «malo» LDL. *Fuentes:* grasas animales tales como mantequilla, leche, huevos, queso y carne. *Importante:* la carne también contiene ácidos grasos insaturados y vitaminas muy importantes para la producción sanguínea.	Habitual
ÁCIDOS GRASOS MONOINSATURADOS (ÁCIDOS OLEICOS)	Bajan el nivel del colesterol LDL causante de lesiones en los vasos sanguíneos. Los habitantes de la cuenca mediterránea consumen mucho aceite de oliva y –a nivel estadístico– padecen menos enfermedades cardiovasculares. *Fuentes:* aceites de oliva y colza, aguacate.	Aumentar el consumo
ÁCIDOS GRASOS OMEGA-3	Estos ácidos grasos poliinsaturados ayudan a limpiar los vasos sanguíneos: mantienen fluida la sangre, protegen del infarto y refuerzan el sistema inmunitario. *Fuentes:* salmón, atún, caballa, sardina, semillas de lino, aceite de lino, aceite de colza.	Aumentar el consumo
ÁCIDOS GRASOS OMEGA-6	También éstos son ácidos grasos poliinsaturados. El más importante es el linoleico. Si su proporción en la alimentación es demasiado elevada puede aumentar el riesgo de cáncer. Es mejor consumirlo con moderación. *Fuentes:* Aceites de soja, cardo, germen de maíz y girasol.	Limitar el consumo
COLESTEROL	Por raro que pueda parecer, el colesterol de los alimentos influye relativamente poco en la concentración de colesterol en la sangre. Los investigadores de Harvard se equivocaron al avisarnos de los peligros del huevo del desayuno: en las personas sanas, un huevo diario no supone ningún riesgo ni aumenta las posibilidades de sufrir un infarto. *Fuentes:* Yema de huevo, caviar, hígado, ostras.	Habitual
ÁCIDOS GRASOS TRANS	Se producen al hidrogenar aceites vegetales en procesos industriales. Aumentan el nivel de colesterol y están considerados como factor de riesgo para, entre otros, los cánceres de mama y de próstata. *Fuentes:* Chips, patatas fritas, masa de hojaldre, crema de avellanas y chocolate, mantequilla, algunas margarinas.	Limitar mucho su consumo

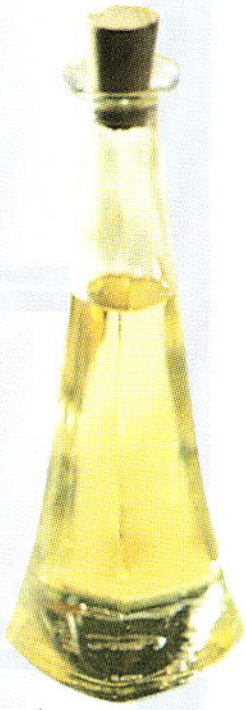

Proteínas

Proteínas: el material básico de los tejidos

Casi una quinta parte del cuerpo humano está formada por proteínas: son los principales componentes de casi todos los tejidos e intervienen en todas las reacciones metabólicas. Toda la gran diversidad de proteínas procede de las distintas combinaciones de 20 elementos básicos: los aminoácidos. En el plazo de un año se renuevan un 98 % de las proteínas de nuestro cuerpo. Las proteínas son unas sustancias sumamente polivalentes: sirven tanto para generar la trama del tejido conjuntivo como para renovar y reparar las células.

Las proteínas pueden medirse en su totalidad (proteínas totales) o de forma indirecta a través de su residuo metabólico, la urea.

Proteínas totales

Solamente en el plasma sanguíneo encontramos ya más de 100 proteínas diferentes: administran los nutrientes, hormonas y oxígeno para las células y proporcionan fluidos a la sangre y los tejidos. En el suero sanguíneo encontramos las proteínas principalmente en forma de hormonas, enzimas y anticuerpos (inmunoglobulinas, ver pág. 79).

Intervalo de referencia para proteínas totales

- 66-83 g/l

en suero y plasma de personas adultas

Nivel de proteínas totales demasiado elevado (hiperproteinemia)

- Cirrosis hepática.
- Enfermedades infecciosas crónicas, como por ejemplo malaria, tuberculosis y sífilis.
- Pérdida de fluidos a causa de diarreas, vómitos o disfunciones renales.
- Cáncer de la sangre (plasmocitoma).

Nivel de proteínas totales demasiado bajo (hipoproteinemia)

Es peligroso que el sistema inmunitario se derrumbe por falta de proteínas

- Falta de anticuerpos (congénita o adquirida).
- Lesión hepática grave producida por venenos o por virus de la hepatitis.
- Alergia a los alimentos, como la alergia a las proteínas de los cereales.
- Enfermedades intestinales con diarreas crónicas y pérdida de proteínas en el intestino.

IMPORTANTE
Un estado carencial de proteínas grave puede producir edemas (retención de líquidos en los tejidos) como, por ejemplo, los que dilatan los pies.

- Desnutrición.
- Pólipos o divertículos intestinales.
- Tumores.
- Infecciones renales crónicas.
- Enfermedades cutáneas graves, eccemas supurantes.
- Alimentación pobre en proteínas.

Electroforesis

Si el nivel de proteínas totales se aparta de los valores normales, habrá que averiguar qué proteínas son las responsables de ello. Para saberlo se somete una muestra de suero a una corriente eléctrica que permite separar las proteínas en varios grupos y calcular sus concentraciones. Se analizan las siguientes:

Intervalos de referencia en la electroforesis

- Albúmina: 60,6-68,0 %
- Globulinas α 1: 1,4-3,4 %
- Globulinas α 2: 4,2-7,6 %
- Globulinas β: 7,0-10,4 %
- Globulinas γ: 12,1-17,7 %

en suero de personas adultas; estos valores dependen del método empleado

- **Albúmina.** Esta gran molécula proteínica circula por la sangre como medio de transporte para nutrientes, hormonas y vitaminas. Además, regula el intercambio de fluidos y minerales entre la sangre y las células.
- **Globulinas α y β.** Son proteínas que intervienen principalmente en la coagulación de la sangre, en el transporte de cobre y vitamina A y en las infecciones. Como «proteínas de fase aguda» son las primeras en dar la alarma en caso de invasión por cuerpos extraños.
- **Globulinas γ.** A este grupo pertenecen los anticuerpos (inmunoglobulinas, ver pág. 79) del sistema inmunitario. En caso de alarma por invasión pasan a la sangre de forma muy específica.

Armas específicas contra los invasores

Falta de albúmina

- Infecciones agudas y crónicas.
- Quemaduras.
- Cáncer de ganglios linfáticos, tumores.
- Cirrosis hepática, hepatitis crónica.
- Enfermedades renales.
- Plasmocitoma (tumor de células productoras de anticuerpos).
- Desnutrición.

IMPORTANTE
En muchas enfermedades, la electroforesis muestra un descenso en la concentración de albúmina a la vez que aumenta la de algunas globulinas.

Intervalo de referencia para la urea

- 17 - 43 mg/dl (2,8-7,2 mmol/l*)

en suero y plasma de personas adultas, oscila con la edad.

* = unidades SI

Urea

La degradación de las proteínas en el metabolismo se produce de forma fraccionada. Primero pasan a aminoácidos y luego a amoniaco. Este último es tóxico, y si el hígado está sano será transformado inmediatamente en urea, que es inofensiva. Tres gramos de proteína producen un gramo de urea, que luego será filtrada por los riñones y eliminada con la orina. La urea también tiene una cierta importancia para la piel, pues ayuda a eliminar escoriaciones. La concentración de urea en la sangre depende de lo rica en proteínas que sea la alimentación y de lo bien que funcionen el hígado y los riñones.

Valor de urea demasiado alto

- Disfunción renal aguda, debilidad renal crónica.
- Deshidratación (a causa de vómitos, diarreas, etc.).
- Infección de la próstata.
- Bloqueo de las vías urinarias (por cálculos o tumores).
- Alimentación demasiado rica en proteínas.
- Ácido ascórbico (vitamina C).

IMPORTANTE

Una elevada concentración de urea en la sangre es siempre alarmante. Si la concentración de urea en el suero sanguíneo sube de forma evidente, es señal de que la función renal ha disminuido por lo menos en una cuarta parte.

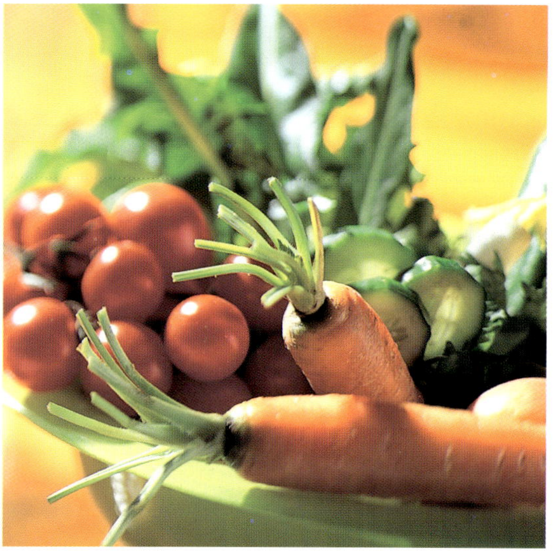

Los vegetarianos suelen sufrir escasez de proteínas

Valor de urea demasiado bajo

- Enfermedades hepáticas graves.
- Alimentación pobre en proteínas (como la vegetariana).

Ácido úrico

El ácido úrico es el producto final de la metabolización de las purinas. Las purinas se encuentran en todas las células formando parte de la información genética (en el nú-

Intervalos de referencia del ácido úrico

- **Mujeres:** 2,3-6,1 mg/dl (137-363 µmol/l*)
- **Hombres:** 3,6-8,2 mg/dl (214-488 µmol/l*)

en el suero y plasma de personas adultas
* = unidades SI

cleo celular) y en el metabolismo energético (como portadores de energía química).

Los riñones filtran el ácido úrico de la sangre y lo eliminan con la orina. Los valores oscilan en función de la edad, el sexo, la alimentación y la funcionalidad de los riñones y el intestino. La carne, los embutidos y el alcohol son verdaderas «bombas» de ácido úrico. Una concentración permanentemente alta se considera factor de riesgo para lesiones cardiacas, renales y de las articulaciones (gota).

Concentración de ácido úrico demasiado alta (hiperuricemia)

- Gota.
- Diabetes.
- Afecciones renales agudas y crónicas.
- Hiperactividad de las glándulas tiroides y paratiroides.
- Cálculos renales.
- Quimioterapia y radioterapia.
- Tumores, leucemia.
- Fármacos contra la acidez de estómago, cortisona.
- Hipertensión.
- Ayuno.

El ayuno hace aumentar el nivel de ácido úrico

Concentración de ácido úrico demasiado baja

- Diversas afecciones de la función renal, diuresis elevada.
- Enfermedades hepáticas graves.
- Contraste radiológico.
- Estrógenos.
- Intoxicación por metales pesados (como por ejemplo plomo o cromo).
- Medicamentos (salicilatos, aspirina).

SUGERENCIA

Gota: boicot de los riñones contra la carne

La gota es una alteración del metabolismo del ácido úrico: o se produce demasiado ácido úrico, o existe una afección en los riñones o en el intestino que impide su eliminación. Consecuencia: el ácido úrico sobrante se acumula en forma de cristales en las articulaciones y desencadena procesos infecciosos. El síntoma más característico son dolores matinales en la articulación del dedo gordo del pie; a veces también puede presentarse en el tobillo, la rodilla o la muñeca. Las articulaciones afectadas presentan un aspecto rojizo e inflamado. La causa más habitual es una alimentación con exceso de purinas (carne y embutidos).

Para prevenirla: Reduzca su consumo de alcohol, carne, vísceras, levadura de cerveza y trucha. Beba mucha agua mineral o infusión de ortigas y coma mucha fruta y verduras: esto ayuda a los riñones a eliminar el ácido úrico.

Carbohidratos (azúcares)

Los carbohidratos constituyen el tercer grupo de sustancias fundamentales para nuestro organismo. Si a un Ferrari no le pusiésemos gasolina, no avanzaría ni un centímetro. Si su cuerpo no recibiese azúcares en forma de glucosa, dejaría de pensar y los músculos se detendrían. Solamente el cerebro necesita ya diariamente 140 gramos de glucosa.

Cualquier tipo de azúcar que tomemos con los alimentos, incluyendo la sacarosa, tiene que ser transformado en glucosa y fructosa en este caso y glucosa y galactosa en el caso de la lactosa o azúcar de la leche o por las células del intestino para poder pasar a la sangre y ser consumido por las células. Tanto la fructosa como la galactosa el organismo debe convertirlas en glucosa para poder producir energía.

Un duro trabajo para el páncreas

Y aquí es el páncreas el que juega el papel más decisivo: tiene que producir insulina, y ésta actúa como una llave que abre las células y les permite acumular glucosa. Si el páncreas no da abasto, llegará poca glucosa a las células y estas ayunarán aunque haya glucosa de sobras. Consecuencia: acidificación del organismo hasta llegar al colapso metabólico. La glucosa va enganchando proteínas como si fuesen caramelos y acaba produciendo lesiones en los vasos sanguíneos y en los nervios, además de inducir un envejecimiento precoz de las células.

Glucosa (azúcar de la sangre)

Las patatas contienen mucho almidón

Los alimentos vegetales, como los cereales y las patatas, contienen grandes cantidades de hidratos de carbono. Sus enormes moléculas están formadas por la unión de muchas moléculas de glucosa. Para que el organismo pueda asimilar estos carbohidratos, primero deben ser fraccionados progresivamente hasta llegar a glucosa. En este proceso intervienen principalmente las glándulas salivares, el estómago y el intestino delgado. Para

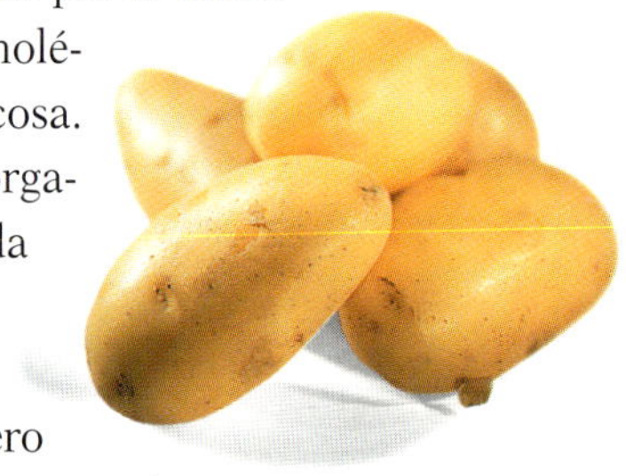

Intervalo de referencia de la glucosa

- En ayunas: 70-100 mg/dl (3,9-5,5 mmol/l*) en sangre capilar de personas adultas

* = unidades SI

preparar, acumular y repartir esta glucosa, principalmente en el hígado, también es necesaria la intervención de las hormonas del páncreas y de las glándulas suprarrenales.

Nivel de azúcar en la sangre demasiado alto (hiperglucemia)

- Diabetes tipo I.
- Diabetes tipo II.
- Diabetes como consecuencia de enfermedades internas tales como infección crónica del páncreas, carcinoma pancreático.
- Enfermedades hepáticas crónicas.
- Enfermedades de las glándulas suprarrenales.
- Mucoviscidiosis.
- Hemocromatosis (alteración en el metabolismo del hierro).

Nivel de azúcar en la sangre demasiado bajo (hipoglucemia)

- Lesión hepática grave, alcoholismo.
- Enfermedades de estómago, intestino o hígado.
- Anorexia.
- Tumores productores de insulina (insulinoma).
- Estrés.
- Trastornos digestivos.

Insulina

uilibrio entre hormonas

Cuando el azúcar procedente de los alimentos llega a la sangre, entra en acción el páncreas produciendo insulina. Esta hormona extrae las moléculas de glucosa del torrente sanguíneo para hacerlas llegar a las células, haciendo que el nivel de azúcar en la sangre vuelva a su valor normal.

Si este valor llegase a descender demasiado, el páncreas empezaría a segregar otra hormona, el glucagón, que haría ascender de nuevo el nivel liberando para ello las reservas acumuladas en el hígado (glucógeno). Las hormonas adrenalina y cortisona, segregadas ambas por las glándulas

Con tiras de prueba puede medir uno mismo el nivel de glucosa

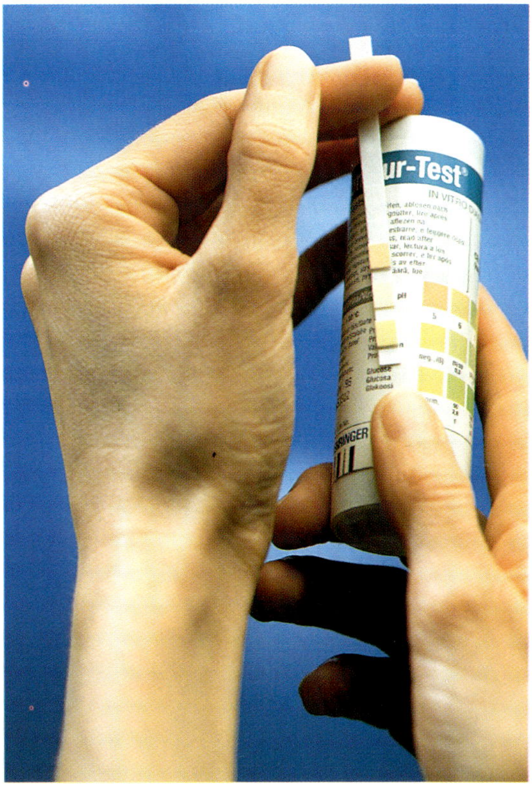

suprarrenales, también hacen que aumente el nivel de azúcar en la sangre.

Otros análisis

Análisis de tolerancia a la glucosa. Tras ingerir una solución de glucosa, se comprueba el nivel de azúcar en la sangre cada 30 minutos durante un total de dos horas.

Memoria de momentos «dulces»

Hemoglobina A1c (HbA1c). Este análisis comprueba si en las últimas seis u ocho semanas el nivel de azúcar en la sangre ha subido más de lo normal. De ser así, se encontrarían muchas proteínas de la sangre unidas a moléculas de glucosa, como la hemoglobina HbA1c. Su evaluación nos dirá qué porcentaje de la hemoglobina ha sido «endulzado» por este exceso de azúcar. Este parámetro también se emplea para detectar la diabetes.

Glucosa en la orina. Si la concentración de glucosa en la sangre supera los 150 mg/dl, los riñones eliminan el sobrante con la orina. Y esto se comprueba con un análisis de laboratorio o con unas sencillas pruebas que se pueden efectuar en casa (ver pág. 86).

Diabetes

En Alemania hay más de cinco millones de diabéticos. Se distinguen fundamentalmente dos tipos de diabetes.

Diabetes juvenil (tipo I)

Esta variedad «juvenil» puede presentarse en niños y adolescentes. Las células de su páncreas han sido lesionadas por anticuerpos y éste ya no puede segregar más insulina. Los enfermos deben inyectarse insulina durante toda la vida. Es una enfermedad hereditaria, pero se cree que los siguientes factores pueden actuar como desencadenantes:

- Empezar a alimentar al bebé demasiado pronto con leche de vaca.
- Vacunación en la niñez contra *Haemophilus influenzae*.
- Determinadas infecciones víricas.

Diabetes de madurez (tipo II)

La diabetes de madurez es la que padecen más del 90 % de los diabéticos. Suelen ser personas obesas y mayores de 40 años. Su páncreas produce insulina, pero es poco eficaz. No se sabe exactamente por qué. Uno de cada cinco enfermos no sabe que lo está, y esto es muy peligroso: si no se trata a tiempo, la diabetes puede tener consecuencias muy graves. Cada año hay que amputar piernas o dedos de los pies a 28.000 diabéticos (en Alemania) a causa de lesiones en los vasos sanguíneos, a 9.000 dejan de funcionarles los riñones y 7.000 pierden la vista.

Los análisis clínicos evitan peligros posteriores

Minerales

Los minerales constituyen aproximadamente un 5 % de nuestro peso. Si no dispusiésemos de ellos no tendríamos dientes, ni huesos, ni músculos, y nuestro sistema nervioso estaría inactivo. Para reponer las cantidades que consumimos, necesitamos diariamente unos cien miligramos de determinados minerales. Los más importantes son sodio, potasio, cloro, calcio, magnesio y fósforo. Las sales de potasio, sodio, magnesio y cloro las denominamos también electrólitos, porque en nuestro organismo se comportan como pequeñas partículas con carga eléctrica.

Sistema nervioso desconectado

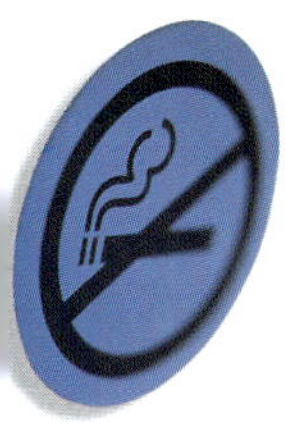

El sudor y la diarrea nos pueden hacer perder grandes cantidades de minerales, pero también el fumar mucho, las dietas drásticas, la «comida rápida» y el abuso del café.

¿Es necesario un análisis?

Si se padece una enfermedad crónica del metabolismo, intestino, riñones, estómago o hígado, es muy probable que el organismo apenas pueda absorber y aprovechar muchos minerales y vitaminas de gran importancia. En estos casos, el médico suele solicitar un análisis de sangre que sirva para comprobar una posible carencia de estos importantes micronutrientes. El problema es que muchos seguros no incluyen estos análisis en sus prestaciones a menos que ya se haya desencadenado alguna enfermedad. Y no son baratos.

No siempre lo cubre el seguro

Intervalos de referencia para minerales

- **Sodio:** 135-145 mmol/l
- **Potasio:** 3,6-4,8 mmol/l
- **Cloruros**: 95-105 mmol/l
- **Magnesio**
  Mujeres: 0,77-1,03 mmol/l
  Hombres: 0,73-1,06 mmol/l
- **Calcio:** 2,2-2,65 mmol/l
- **Fosfatos:** 0,84-1,45 mmol/l

en suero de personas adultas;
todos los valores están expresados en unidades SI (Sistema Internacional)

Sodio (Na)

Importante para: La regulación de fluidos y del equilibrio entre ácidos y bases. Impulsos nerviosos, actividad muscular, digestión, linfa.
Necesidad diaria: 1 g
Alimentos en los que se encuentra:

Sal de cocina, queso, embutidos, muchas aguas minerales, algas.
Síntomas de estados carenciales: Tensión baja, desórdenes circulatorios, alteraciones emocionales.

Nivel de sodio demasiado alto

- Diabetes.
- Diálisis (limpieza de la sangre mediante un aparato cuando los riñones ya no funcionan).
- Grave pérdida de fluidos.

Nivel de sodio demasiado bajo

- Disfunción de las glándulas suprarrenales.
- Fármacos para bajar el nivel de lípidos en la sangre, antidepresivos, diuréticos.
- Fumar.
- Cirrosis hepática.
- Debilidad de corazón y riñones.
- Infección del páncreas.
- Fiebre.

Potasio (K)

Imprescindible para el crecimiento

Importante para: La transmisión de impulsos entre músculos, nervios y células; regulación de los fluidos celulares, crecimiento, transformación del azúcar en energía.
Necesidad diaria: 2 a 4 g.
Alimentos en los que se encuentra: Productos de harina integral, plátanos, albaricoques.
Síntomas de estados carenciales: Arritmias cardiacas, dolores de cabeza, debilidad muscular, gases o estreñimiento.

Nivel de potasio demasiado alto

- Enfermedades de los riñones y glándulas suprarrenales.
- Destrucción de las partículas de la sangre (hemólisis).
- Destrucción de células musculares.
- Algunos medicamentos para tonificar el corazón.

Nivel de potasio demasiado bajo

Los deportistas consumen potasio

- Deportes de resistencia.
- Anorexia.
- Estrés.
- Antibióticos (como la penicilina).
- Alcoholismo.
- Diabetes.
- Infarto.
- Asma bronquial.
- Sudoración intensa, vómitos o diarrea crónica.
- Tumores del intestino grueso.

Cloro (Cl)

Importante para: La producción de jugos gástricos, regulación de fluidos y del equilibrio entre ácidos y bases. Actúa en el sentido opuesto que el sodio y el potasio.
Necesidad diaria: 2 a 3 g.

Alimentos en los que se encuentra: Sal de cocina, embutidos, carne.
Síntomas de estados carenciales: Dificultades para digerir debidas a la falta de jugos gástricos.

Nivel de cloro demasiado alto

- Deshidratación (especialmente en caso de diarrea).
- Enfermedades renales.
- Fístulas en el intestino delgado o en el páncreas.
- Consumo abusivo de café.

Nivel de cloro demasiado bajo

- Insuficiencia respiratoria.
- Vómitos.
- Diuréticos.
- Consumo excesivo de leche, especialmente en adultos.
- Tumores que producen la hormona ACTH.
- Regaliz.

Magnesio (Mg)

La falta de magnesio también perjudica el estado anímico

Importante para: Más de 300 enzimas del metabolismo de carbohidratos, membranas celulares, respiración celular, regulación del estrés, control nervioso y funciones musculares y pulmonares.
Necesidad diaria: 300 a 350 mg.
Alimentos en los que se encuentra: Germen de avena, mijo, soja, nueces, legumbres.

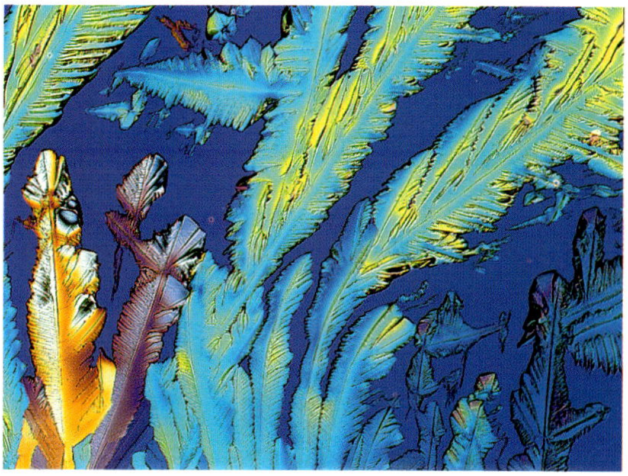

Citrato de magnesio visto al microscopio electrónico

Síntomas de estados carenciales: Arritmia respiratoria, opresión torácica, debilidad muscular, debilidad pulmonar (incluso asma), mareos, migrañas, alteraciones emocionales.

Nivel de magnesio demasiado alto

- Disfunción renal.
- Inhibidores de los ácidos gástricos.

Nivel de magnesio demasiado bajo

- Quimioterapia.
- Medicamentos contra los hongos.
- Enfermedades intestinales.
- Hipertiroidismo.
- Abuso del alcohol.
- Fármacos antiácidos.

Calcio (Ca)

Importante para: Coagulación de la sangre, huesos, dientes, función muscular, membranas celulares, anticuerpos, desintoxicación.

Minerales

El calcio necesita vitamina D para poder ser captado por la sangre

Necesidad diaria: unos 2 g.
Alimentos en los que se encuentra: Productos lácteos, brécol, copos de avena, sardinas.
Síntomas de estados carenciales: Calambres, fatiga, enfermedades de las encías (parodontitis), huesos quebradizos, irritabilidad, afecciones gastrointestinales.

Nivel de calcio demasiado alto

- Tumores con metástasis óseas (cáncer de mama, de pulmón, de páncreas, de próstata).
- Aumento de la actividad de las glándulas paratiroideas.
- Afecciones de las glándulas suprarrenales.
- Sobredosis de vitamina A o D.

Nivel de calcio demasiado bajo

La falta de calcio disminuye las defensas y la capacidad de desintoxicación

- Embarazo.
- Lactancia.
- Carencia de vitamina D.
- Disminución de la actividad de las glándulas paratiroideas.
- Debilidad renal crónica.
- Cirrosis hepática.
- Infección del páncreas.
- Alergias.
- Abuso del tabaco y del café.

Fósforo (P)

Importante para: El metabolismo energético, huesos, dientes, equilibrio entre ácidos y bases, función renal, impulsos nerviosos y cerebro.

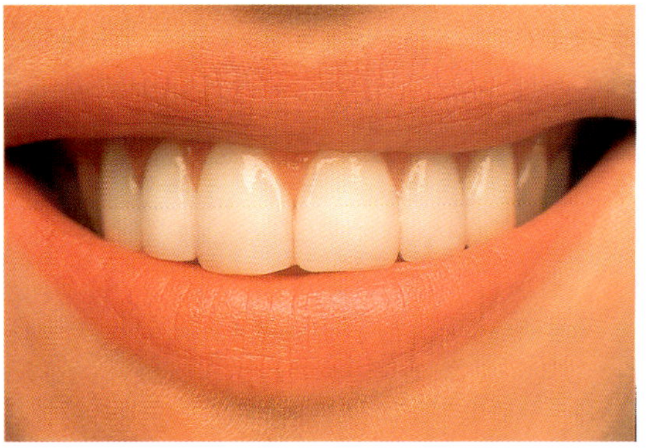

Unas encías sanas gracias al calcio y los fosfatos.

Necesidad diaria (sales del ácido fosfórico): unos 900 mg.
Alimentos en los que se encuentra: Queso, avena, hígado, huevos, carne, verduras.
Síntomas de estados carenciales: Mareos, debilidad muscular, calambres, huesos quebradizos.

Nivel de fósforo demasiado alto

- Disfunción renal.
- Disminución de la actividad de las glándulas paratiroideas.
- Quimioterapia.

Nivel de fósforo demasiado bajo

- Carencia de vitamina D.
- Exceso de actividad de las glándulas paratiroideas.
- Alcoholismo.
- Fármacos antiacidez.
- Intervenciones quirúrgicas.
- Práctica deportiva intensa.

Oligoelementos

De importancia vital incluso en cantidades muy pequeñas

Los oligoelementos constituyen únicamente un 1 % de nuestra masa corporal y se emplean en cantidades muy pequeñas (trazas). A pesar de ello pueden ser esenciales (indispensables para la vida), como en los casos en que unas enzimas solamente pueden actuar si disponen de determinados elementos. Los estados carenciales pueden deberse a alguna enfermedad, pero generalmente tienen su origen en una alimentación deficiente.

Hierro (Fe)

El cuerpo de una persona adulta contiene de 4 a 5 gramos de hierro. Las mujeres pierden con cada menstruación hasta 28 mg.
Importante para: El transporte de oxígeno en la sangre (ver pág. 23), funciones musculares y enzimáticas, sistema inmunitario.
Necesidad diaria: 10-20 mg
Alimentos en los que se encuentra: Carne, pescado, productos de harina integral, hígado, espinacas, soja.
Síntomas de estados carenciales: Estreñimiento, falta de defensas, llagas en las comisuras de la boca, palidez, fatiga, dificultad para cicatrizar las heridas, mareos.

Intervalos de referencia para el hierro

- **Mujeres:** 37-145 µg/dl (6,6-29,5 µmol/l*)
- **Hombres:** 40-168 µg/dl (7,7-30,1 µmol/l*)

en suero y plasma de personas de 25 a 60 años
* = unidades SI

Nivel de hierro demasiado elevado

- Cirrosis hepática debida al alcoholismo.
- Hepatitis vírica.
- Sobredosis de hierro.
- Enfermedades con exceso de pigmento sanguíneo (hemocromatosis).

Nivel de hierro demasiado bajo

- Anemia.
- Hemorragias no evidentes (en el estómago o en el intestino).
- Enfermedades infecciosas crónicas del estómago o el intestino.
- Menstruación muy abundante.
- Enfermedades renales.
- Infecciones crónicas.
- Cáncer.

En caso de que los niveles de hierro no se mantengan estables, habrá que realizar otros análisis

Si los niveles de hierro en la sangre varían, el médico puede solicitar estas otras pruebas:

- **Transferrina y ferritina.** Estas proteínas tienen la función de transportar y acumular el hierro respectivamente.
- **Prueba del exceso de hierro.** Con este análisis puede detectarse, por ejemplo, si existe alguna causa genética que altere la concentración de hierro.

Yodo (I)

Es importante para: La síntesis de las hormonas tiroideas, regulación de la energía y del metabolismo.
Necesidad diaria: Por lo menos 200 µg.
Alimentos en los que se encuentra: Pescado de mar, algas, huevos, leche, ensaladas.
Síntomas de estados carenciales: Bocio, fatiga, hipotermia, pérdida del cabello, uñas quebradizas, estreñimiento, depresión.

Cinc (Zn)

El cuerpo humano contiene de 1 a 2,5 gramos de cinc.
Es importante para: Las defensas, membranas celulares, curación de heridas, funciones sexuales, formación de espermatozoides, metabolismo de los carbohidratos, enzimas, desintoxicación.
Necesidad diaria: unos 15 mg.
Alimentos en los que se encuentra: Carne de ternera, hígado de ternera, ostras, harina integral.
Síntomas de estados carenciales: Facilidad de infección, alteraciones del crecimiento y la fecundidad, acné.

Manganeso (Mn)

Importante para la sexualidad

Es importante para: La fijación del calcio en los dientes y en los huesos, hormonas sexuales, metabolismo de los glúcidos y los lípidos, formación de cartílagos.
Necesidad diaria: De 2 a 5 mg
Alimentos en los que se encuentra: Productos de harina integral, avena, plátanos, nueces, espinacas.
Síntomas de estados carenciales: Alteraciones de la fecundidad.

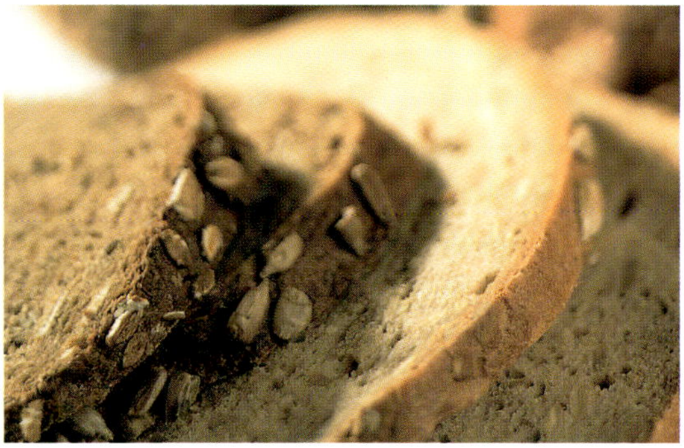

Los cereales integrales contienen todos los oligoelementos importantes

Cromo (Cr)

Es importante para: Metabolismo de los glúcidos y los lípidos, eficacia de la insulina.
Necesidad diaria: De 50 a 200 µg.
Alimentos en los que se encuentra: Levadura de cerveza, cacao, té negro, harina integral.
Síntomas de estados carenciales: problemas digestivos.

Selenio (Se)

Es importante para: El sistema inmunitario, desintoxicación, tiroides, fertilidad, prevención del cáncer.
Necesidad diaria: 20 a 100 µg.
Alimentos en los que se encuentra: Pescado, carne, leche, legumbres, harina integral.
Síntomas de estados carenciales: Debilidad en los riñones y el corazón, cáncer, enfermedades cutáneas, cirrosis hepática.

Vitaminas

Importantes para millones de reacciones metabólicas

El término «vitamina» lo inventó en 1912 un bioquímico polaco-americano como suma de las palabras «vita» (vida) y «amina» (un compuesto nitrogenado). Muchos procesos metabólicos solamente pueden llevarse a cabo con la ayuda de estas sustancias. El ser humano no puede sintetizar la mayoría de las vitaminas, por lo que hay que tomarlas con la alimentación. Entre las excepciones tenemos la vitamina D (la genera el organismo con la acción de los rayos solares), así como la vitamina K y algunas vitaminas del complejo B que son producidas por la flora intestinal (bacterias).

¿Es posible una sobredosis?

No deben administrarse sobredosis de vitaminas liposolubles

Existen vitaminas liposolubles y vitaminas hidrosolubles: Las liposolubles son las vitaminas A, D, E y K. Solamente pueden pasar del intestino delgado a la sangre con la ayuda de lípidos y ácidos biliares, y las células pueden conservarlas durante mucho tiempo. Es peligroso ingerir una sobredosis de estas vitaminas porque pueden dañar órganos y nervios. Si se ingiere una cantidad excesiva de vitaminas hidrosolubles (entre las que se cuentan las del complejo B, el betacaroteno y la vitamina C), el organismo expulsa la cantidad sobrante. Excepción: la vitamina B_{12} «productora de sangre», que puede ser acumulada en el hígado durante un año.

Existen algunos factores que pueden provocar una avitaminosis, como las anomalías crónicas del estómago y del intestino delgado, enfermedades hepáticas, diabetes, tratamientos con antibióticos, embarazo, fumar, alcoholismo y dietas drásticas.

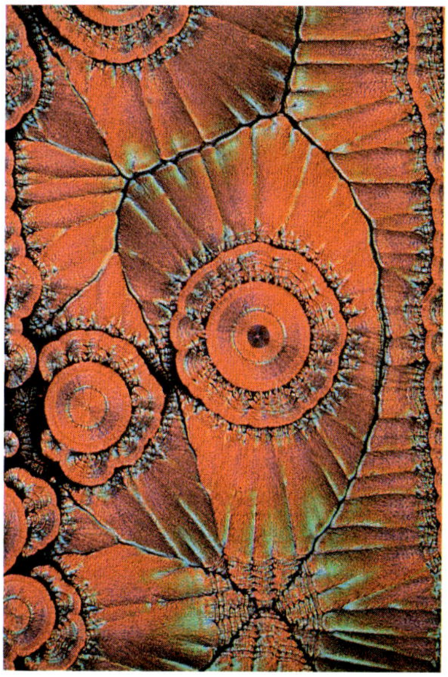

Cristal de vitamina C visto al microscopio electrónico

Algunas vitaminas comparadas

	VITAMINA A (retinol) Liposoluble	VITAMINA D (calciferol, calcitriol) Liposoluble
CANTIDAD DIARIA NECESARIA	0,8-1,0 mg	5 µg
IMPORTANTE PARA...	Mucosas, piel, ojos, digestión, huesos, dientes, protección de las células, defensas, producción hormonal.	Metabolismo óseo, sistema nervic so, captación de calcio por el intes tino.
ALIMENTOS EN LOS QUE SE ENCUENTRA	Aceite de hígado, leche, carne, zanahorias, huevos, pimiento.	Sardinas, pescado de mar, aceite d hígado, huevos, aguacates, queso, le che, luz solar.
SÍNTOMAS DE ESTADOS CARENCIALES	Ceguera nocturna, conjuntivitis, infecciones de las mucosas gastrointestinales, infecciones.	Huesos quebradizos, raquitismo dientes débiles, uñas blandas, anc malías de crecimiento.
SÍNTOMAS DE SOBREDOSIS	Dolores de cabeza, pérdida del cabello, dolores de las articulaciones, fatiga, vómitos.	Cálculos renales, arteriosclerosis dolores de cabeza, estreñimiento.
¿CUÁNDO ES ACONSEJABLE UN ANÁLISIS DE SANGRE?	En caso de fotosensibilidad, infecciones poco claras de la mucosa del estómago o del intestino, así como del páncreas, enfermedades hepáticas.	En caso de que se sospeche una os teoporosis, enfermedades hepáticas infecciones intestinales, lesiones re nales, crecimiento anormal de la uñas.
INTERVALO DE REFERENCIA	1,05-2,80 µmol/l en suero y plasma de personas adultas.	75-20 pmol/l en el suero de personas adultas.
NIVEL BAJO/ALTO	Alergia a las proteínas de los cereales, fumar, enfermedades intestinales, falta de ácidos biliares, enfermedades hepáticas, afecciones del páncreas, embarazo, lactancia.	Enfermedades gastrointestinales, dia lisis, hipertiroidismo, enfermedade renales, envenenamiento por cadmio falta de luz, medicamentos (somnífe ros).

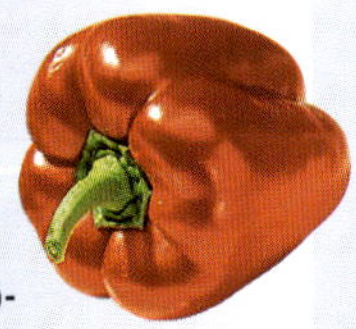

ITAMINA E (tocoferol) **iposoluble**	**VITAMINA K (filoquinona)** **Liposoluble**	**VITAMINA C (ácido L-ascórbico)** **Hidrosoluble**
2 mg	60-80 µg	75 mg
asos sanguíneos, protección contra l cáncer, desintoxicación, defensas, netabolismo de los lípidos, tejido onjuntivo, vesícula biliar, páncreas, euma.	Coagulación de la sangre, formación de los huesos, curación de heridas.	Tejido conjuntivo, defensas, hormonas del estrés, captación de hierro, encías, neurotransmisores, protección de las células, energía, curación de las heridas, metabolismo de los lípidos, desintoxicación.
ceite de oliva, germen de trigo, avelanas, semillas de lino, aguacates.	Pollo, hígado, garbanzos, escarola, col, espinacas.	Arándanos, kiwis, pimientos, cítricos.
atiga, anemia, debilidad muscular, ificultad para curar las heridas.	Hemorragias frecuentes, heridas que se curan mal, fatiga, trastornos intestinales.	Infecciones y enfermedades de las encías (parodontitis), celulitis, debilidad, propensión a las infecciones, dificultad para cicatrizar.
ificultades para asimilar el magneio y las vitaminas D y K.	En caso de sobredosis terapéutica puede producirse una anemia.	No se conocen.
n caso de anomalías en el metabosmo de los lípidos, complicaciones urante la menopausia, reuma, aleria a las proteínas de los cereales, firosis quística, cirrosis hepática.	En caso de alteraciones en la coagulación de la sangre, anemia grave, enfermedades del hígado y la vesícula biliar.	En caso de infecciones de las encías, heridas que no se curan, enfermedades intestinales, diabetes (los diabéticos necesitan mucha vitamina C).
-tocoferol: 2,0-42,0 µmol/l n plasma de personas adultas.	0,29-2,64 nmol/l en suero de personas adultas.	34-114 µmol/l en sangre venosa de personas adultas.
nfermedades hepáticas, dificultaes en la digestión de las grasas, alinentación deficiente, alergia a las roteínas de los cereales.	Alergia a las proteínas de los cereales, enfermedades del páncreas, trastornos de la secreción biliar, tratamientos a base de antibióticos.	Enfermedades de estómago, intestino o hígado, infecciones, afecciones reumáticas, tumores, ácido acetilsalicílico, estrógenos, fumar, alcohol, embarazo, lactancia.

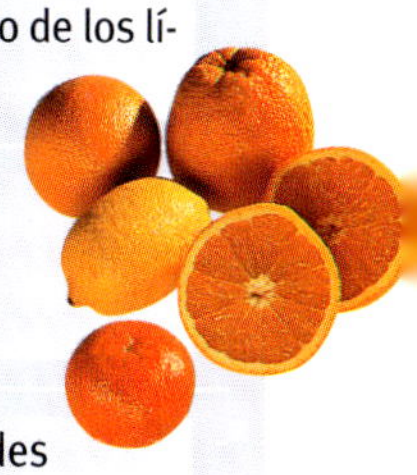

Algunas vitaminas comparadas

	VITAMINA B_1 (tiamina) Hidrosoluble	NIACINA Hidrosoluble
CANTIDAD DIARIA NECESARIA	1,1-1,6 mg	15-18 mg
IMPORTANTE PARA...	Estimulación nerviosa, músculos, metabolismo de los carbohidratos, estómago e intestino, sueño.	Enzimas de los metabolismos de lo glúcidos y los lípidos, atenúa las re acciones alérgicas.
ALIMENTOS EN LOS QUE SE ENCUENTRA	Cereales integrales, legumbres, avena, hígado, maíz. 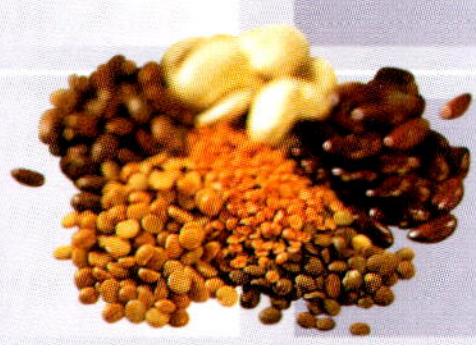	Carne magra, aves, pescado, germen de trigo.
SÍNTOMAS DE ESTADOS CARENCIALES	Dolores de cabeza, depresiones, calambres en la pantorrilla, abatimiento, trastornos gastrointestinales, trastornos nerviosos, parálisis, dolores musculares, taquicardia.	La piel adquiere un color marrón a exponerla a la luz solar, infeccione del tracto digestivo, diarreas sangui nolentas, trastornos visuales, insom nio, pelagra.
SÍNTOMAS DE SOBREDOSIS	Inquietud, insomnio.	Diarreas, vómitos, enrojecimiento d la piel, acaloramiento, poca toleran cia a la glucosa.
¿CUÁNDO ES ACONSEJABLE UN ANÁLISIS DE SANGRE?	Alcoholismo, anorexia, trastornos gastrointestinales, embarazo.	Alteraciones de la piel, alteracione de la vista, infecciones del tracto di gestivo.
INTERVALO DE REFERENCIA	71-185 nmol/l en sangre entera de personas adultas.	Con la orina se expulsa: 17,5-46,7 µmol/día.
NIVEL BAJO/ALTO	Enfermedades gastrointestinales, alcoholismo, alimentación deficiente, café, té; enfermedades de la vesícula, hígado y páncreas; embarazo, lactancia, leucemia, cáncer de ganglios linfáticos.	Alcoholismo, cirrosis hepática, cánce diabetes, diarreas crónicas, enferme dades del páncreas, tratamientos co antibióticos.

ITAMINA B_6 (piridoxina) idrosoluble	VITAMINA B_{12} (cobalamina) Hidrosoluble	ACIDO FÓLICO Hidrosoluble
,6-1,8 mg	3 µg	300 µg, en embarazadas 600 µg
etabolismos de las proteínas y de s lípidos, sistema inmunitario, hor-onas, neurotransmisores (serotoni-a), formación de hemoglobina.	Formación de la sangre, sistema nervioso, enzimas, energía.	Producción de eritrocitos, carga genética de las células, hormonas, mucosa intestinal, estómago.
almón, soja, cereales integrales, le-umbres, huevos, carne de ternera.	Principalmente en productos de origen animal: carne, hígado, pescado, productos lácteos, huevos; también en la lechuga. 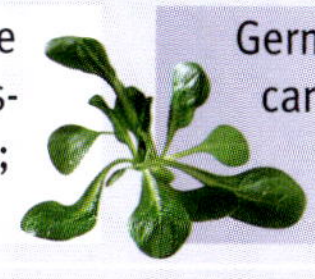	Germen de trigo, soja, espinacas, carne, yema de huevo, productos lácteos.
epresiones, migrañas, síndrome pre-enstrual, infecciones cutáneas (der-atitis), propensión a las infecciones, fecciones de los nervios.	Debilidad, anemia, depresiones, sensación de sordera, infecciones en la cavidad bucal, síntomas neurológicos, molestias al caminar.	Debilidad, palidez, llagas en las comisuras de la boca, trastornos digestivos, complicaciones durante el embarazo.
siones nerviosas (hormigueo, do-res en los brazos y en las piernas).	Dolores de cabeza, mareos.	Insomnio y problemas digestivos, alergias.
caso de que se sospeche una os-oporosis, enfermedades hepáticas, fecciones intestinales, lesiones re-ales, anomalías en el crecimiento las uñas.	En caso de abatimiento, palidez, diarreas, frecuentes infecciones bucales.	En caso de anemia, embarazo y problemas para curar las heridas de la boca.
ridoxal-5-fosfato: ,6-72,8 nmol/l suero de personas adultas.	148-738 pmol/l en suero y plasma de personas adultas.	66-198 nmol/l en suero y plasma de personas adultas.
fermedades hereditarias del me-bolismo de algunos aminoácidos omo la homocistinuria), anticon-ptivos orales, alcoholismo, infec-ones gastrointestinales crónicas.	Anemia, gastritis, enfermedades del intestino delgado, cáncer de estómago, alimentación vegetariana, alcohol, alergia a las proteínas de los cereales.	Anemia, hormonas (anticonceptivos orales), tumores; enfermedades del hígado, estómago e intestino; alcoholismo, enfermedades gastrointestinales crónicas, alergia a las proteínas de los cereales.

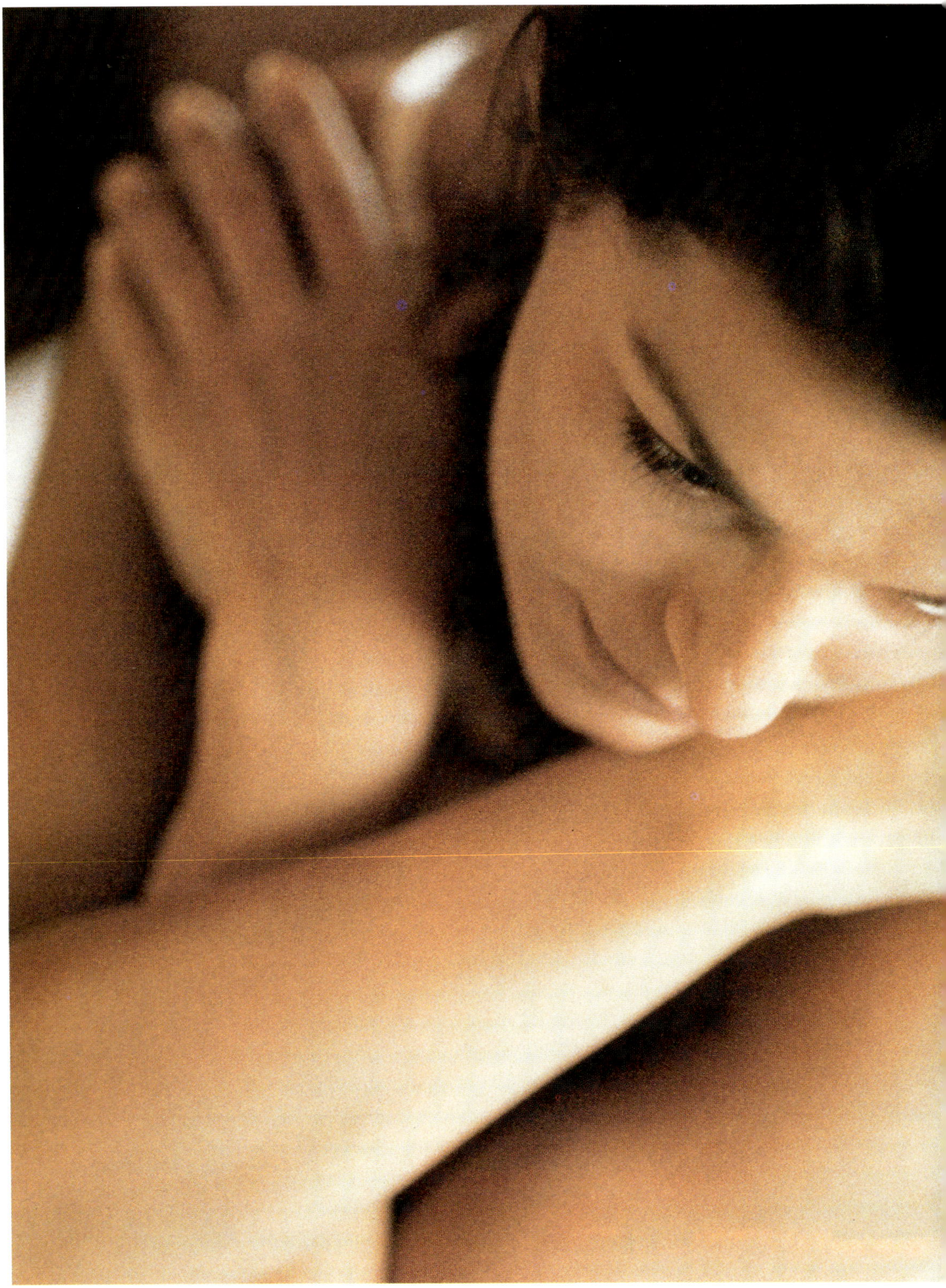

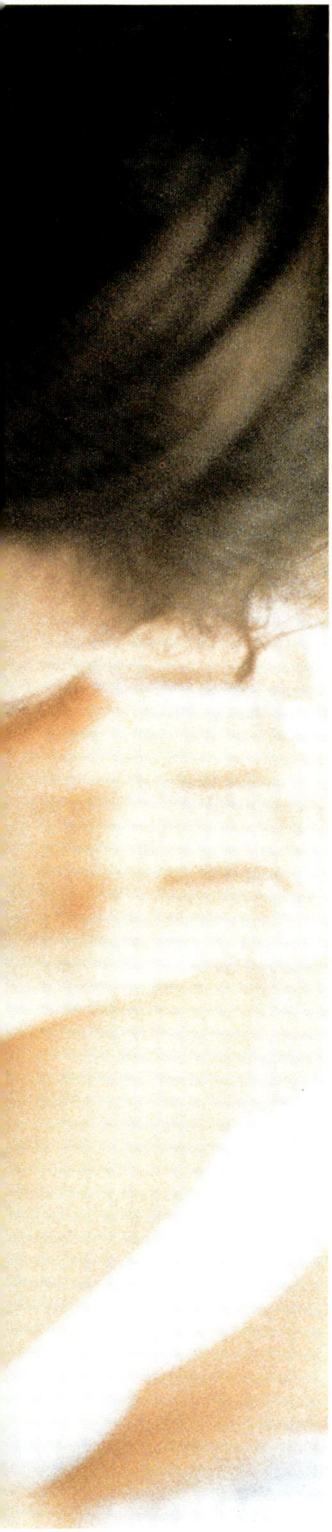

Trastornos del organismo

Tanto si se trata de un dolor de espalda, de dolor de cabeza o de gases, no siempre es fácil seguir la pista a todas las molestias. Esto se debe a que el origen no suele estar allí donde se manifiesta. Así, un dolor en la nuca puede estar producido por una irritación intestinal, el abatimiento puede deberse a un trastorno hepático y la causa del dolor de cabeza puede ser una enfermedad pulmonar. Para empezar a buscar las causas, el médico le pedirá un primer análisis de sangre. Cuando ya sospeche de un determinado órgano encargará más análisis de sangre y tejidos hasta llegar a dar con el origen de las molestias. Los análisis posteriores le servirán para seguir de cerca el proceso de curación.

Estómago

No son pocas las personas que tienen serios problemas con su estómago. Y las causas son muy diversas, porque existen numerosos desencadenantes –como estrés, ira, alergias, virus y bacterias– y varias partes del cuerpo pueden estar también implicadas:

Órdenes para el estómago

- **Cerebro.** El cerebro y el estómago están interconectados por el sistema nervioso. El cerebro envía órdenes al estómago, como por ejemplo para contraer los músculos de la entrada del estómago, de la salida y de sus paredes de forma que envuelvan al bolo alimenticio.
- **Glándulas de la mucosa.** Las glándulas de la mucosa de las paredes internas del estómago segregan diariamente hasta tres litros de jugos gástricos que contienen ácidos y enzimas digestivos.
- **Nervios óptico y olfativo.** Basta con oler o ver un plato apetitoso para que en el estómago se active la secreción de gastrina, la hormona digestiva y ácidos digestivos.
- **Células especiales de la mucosa.** Las paredes del estómago están recubiertas por una capa protectora de seis milímetros de espesor que las defiende de los ácidos gástricos.

El estómago nos avisa

A la primera señal de aviso debería acudir a un médico, y a ser posible a un gastroenterólogo:

- Si hace más de cuatro semanas que padece un constante ardor de estómago: puede estar causado por una infección del esófago (esofagitis) o del propio estómago (gastritis o úlceras).
- Cuando las heces son totalmente negras (ver pág. 63) puede deberse a hemorragias en el estómago.
- Si sufre una sensible pérdida de peso, no tolera los alimentos y le cuesta tragar, tiene que acudir inmediatamente al médico: En el peor de los casos puede tratarse de un carcinoma (cáncer).

El ardor de estómago también es un síntoma

- Si después de comer siente un fuerte ardor de estómago o sufre cólicos: las causas posibles son una infección de la mucosa gástrica (gastritis) o una úlcera de estómago.
- Si padece frecuentes mareos, vómitos o incluso vómitos con sangre, lo más probable es que se deba a alguna úlcera.

Gastroscopia

Si se sienten molestias en la parte superior del vientre es probable que el médico decida realizar una gastroscopia. Para ello le introducirá un endoscopio por la boca y lo hará descender por el esófago hasta llegar al estómago. El endoscopio es un tubo flexible del grosor de un lápiz y en cuyo extremo se encuentra una fuente de iluminación, una microcámara y una diminuta pinza que sirve para tomar pequeñas muestras de tejidos. Estas muestras se envían al laboratorio para analizar posibles alteraciones celulares (cáncer), infecciones y la presencia de bacterias y hongos. Para evitar que se produzcan náuseas al introducir el endoscopio se anestesia localmente el esófago con un pulverizador. También puede emplearse un derivado del Valium que anestesia a la vez que relaja los músculos.

Los órganos del tracto digestivo humano

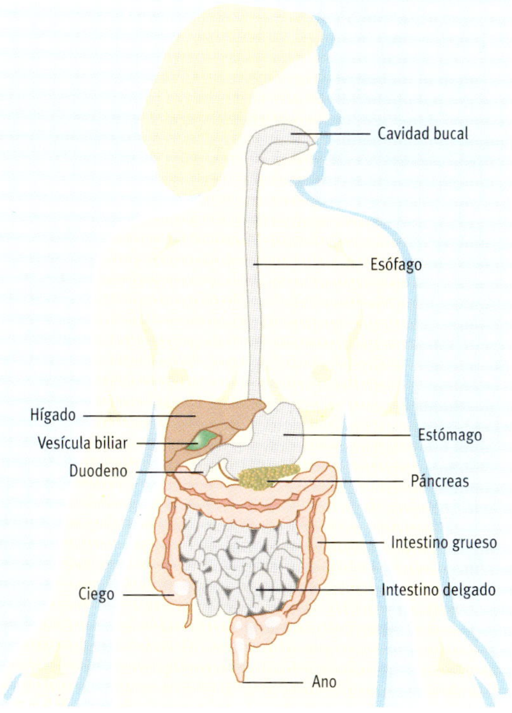

Prueba del aliento

Se cree que la bacteria *Helycobacter pylori* es la causante del 95 % de las úlceras de duodeno y de tres cuartas partes de todas las úlceras de estómago. Sobrevive en los ácidos gástricos y, según la Organización Mundial de la Salud, podría ser la causante de determinadas formas de cáncer de estómago y se la puede identificar con tres pruebas:

Es capaz de soportar los peores ácidos: *Helycobacter*

- Análisis microscópico de la mucosa gástrica.
- Detección de unos anticuerpos específicos en la sangre.
- Prueba de la urea-C^{13}. Se bebe un cóctel de urea y luego se sopla en una bolsa especial. La bacteria produce unos derivados de la urea que pueden ser detectados en el aire espirado.

Si en un análisis de sangre no le encuentran anticuerpos frente al *Helycobacter pylori,* no hace falta la prueba del aliento. También puede ser válida la prueba de detectar el antígenos de *Helycobacter pylori* en heces.

Intestino

El intestino es un tubo blando y acolchado de unos seis metros de longitud, y su superficie total de 300 m^2 lo convierte en el mayor de todos nuestros órganos. En él vive una compleja «comunidad» de los más diversos tipos de células y bacterias. El intestino está constantemente controlado por casi el 80 % de las inmunocélulas del cuerpo. Son ellas las que se encargan de rechazar a los «invasores enemigos», como los virus, o de permitir la circulación de las bacterias inofensivas. Cien millones de células nerviosas (el «sistema nervioso entérico») se encargan de transmitir cualquier señal de alarma directamente al cerebro. Además, un billón de bacterias pertenecientes a más de 400 familias –la flora intestinal– cuidan de la asimilación de hasta la última partícula alimenticia. Algunas de estas bacterias sintetizan las vitaminas B y K para nosotros. Según sus funciones, diferenciamos en el intestino los siguientes tramos:

Cuartel general de las defensas: el intestino

Ayudantes muy útiles que producen vitaminas

El intestino delgado, que mide hasta 5 m de longitud, recibe los alimentos triturados procedentes del estómago y se encarga de que los nutrientes pasen a la sangre. Se divide en tres partes: duodeno, yeyuno e íleon.

El intestino grueso mide aproximadamente 1,8 metros y en él las bacterias se encargan de degradar los restos de alimentos. La papilla sobrante se deshidrata y es expulsada. El intestino grueso está formado por: ciego, colon y recto.

Señales de alarma

- **Estreñimiento.** Sus causas van desde una alimentación inadecuada, falta de hierro e intoxicaciones, hasta un hipotiroidismo y cáncer.
- **Diarrea.** Puede deberse a la acción de virus y bacterias. Las diarreas crónicas suelen tener su origen en infecciones parasitarias, enfermedades hepáticas, infecciones intestinales o alteraciones de la flora intestinal.
- **Gases.** Entre las causas posibles tenemos el estrés, alimentación inadecuada, infección intestinal crónica, enfermedades del hígado y la vesícula, oclusión intestinal.
- **Ardor en la parte superior del vientre.** Este síntoma suele aparecer cuando se siente hambre y se debe a una irritación del duodeno.

Lo que pone enfermo al intestino

Lo que nos dicen las heces

Forma, color y olor

Las alteraciones en la forma, color y olor de las heces constituyen una amplia fuente de información acerca del estado de muchos órganos. Las heces de las personas sanas son de color marrón medio a causa de la bilirrubina de la bilis. Los cambios en la coloración pueden tener estos significados:

- Heces de color negro intenso: hemorragias en el estómago o en el tramo superior del intestino, también en caso de ingestión de carbón vegetal, fármacos con hierro y también ingestión reciente de espinacas.
- Heces grisáceas y deshechas: estrechamiento de los conductos biliares o alteración de la digestión de los lípidos (a causa de una irritación crónica del intestino delgado o a falta de bilis).
- Heces blancas de aspecto calcáreo: oclusión de los conductos biliares.
- Heces grises y muy deshechas, en parte con acumulaciones de grasa: enfermedad del páncreas.
- Heces con olor a putrefacción: enfermedades hepáticas, alteración de la flora intestinal.
- Deposiciones sanguinolentas de color rojo intenso: hemorroides, hemorragias en el tramo final del intestino.

CONSEJO

Así puede combatir los hongos intestinales

En las muestras de heces suelen detectarse algunos hongos del grupo de las levaduras *(Candida)*. Los pacientes con hongos intestinales suelen presentar estados depresivos, fatiga, gases y diarreas. Estas medidas pueden serles de gran utilidad:

- Solicite un chequeo a fondo. Puede haber irritaciones crónicas, especialmente en el intestino, que hayan pasado desapercibidas. Éstas debilitan las defensas y favorecen la aparición de infecciones por hongos.
- Tome yogures «Bio» y alimentos ricos en hierro. Cuando falta hierro suelen aparecer infecciones por hongos.

Sangre en las heces

Muchas enfermedades aportan sangre a las heces, sea en cantidades grandes o minúsculas. Entre ellas tenemos:

- Desgarros en la mucosa anal.
- Alteraciones en la coagulación de la sangre, hemofilia.
- Carencia de plaquetas (trombocitos).
- Varices en el esófago (frecuentes en caso de cirrosis hepática).
- Irritación o inflamación de los divertículos intestinales (diverticulitis).
- Infecciones intestinales bacterianas (prevención del cáncer, ver pág. 12).
- Hemorroides.

Análisis de heces

Alteración de la flora intestinal

Si la comunidad bacteriana que vive en el intestino (imprescindible para la vida) se ve alterada, puede ser invadida por hongos y bacterias patógenas. En las heces se detecta su presencia así como otros síntomas de enfermedades.

Esto es lo que se analiza:

- Los restos sin digerir (fibras musculares, almidón, grasa) son señal de alteraciones en el intestino delgado, la vesícula o el páncreas.
- La concentración de ácidos biliares es un indicador de posibles enfermedades e irritaciones intestinales.
- Las enzimas digestivas (quimotripsina, elastasa pancreática 1) nos indican el estado en que se encuentra el páncreas.
- Defensas: la inmunoglobulina fecal A (sIgA) indica una falta de defensas a nivel local.
- Las bacterias patógenas, como *Salmonella, Shigella, Yersinia, Campylobacter* y algunas variedades de *Escherichia coli* (EHEC) suelen producir diarreas. Sus toxinas lesionan los nervios y la mucosa intestinal, y también pueden causar artritis.

Datos que nos aportan las heces

- Los parásitos tales como amebas, lamblias y gusanos (o sus huevos) pueden causar todo tipo de alteraciones.
- La concentración de nitrógeno aumenta en caso de enfermedades hepáticas o intestinales.
- Una elevada concentración de hongos *(Candida)* denota una alteración de la flora intestinal, cosa que suele suceder después de los tratamientos con antibióticos. Se efectúa un análisis de sangre para detectar determinados anticuerpos (inmunoglobulinas, ver pág. 81), o se realiza un cultivo de hongos.

CONSEJO

Una ayuda para el intestino

Así nos ayuda la fibra

- La fibra contenida en los cereales integrales, manzanas y muchas verduras ayudan a eliminar productos tóxicos y ácidos biliares a la vez que nutren a las bacterias útiles.
- La soja, las judías y la carne proporcionan hierro al sistema inmunitario y le ayudan a combatir los hongos.
- Los tomates y las zanahorias contienen mucha vitamina A y esta estimula la formación de una mucosidad que protege el interior del intestino.
- La vitamina C de los kiwis, cítricos, arándanos y pimientos refuerza los macrófagos del sistema inmunitario.

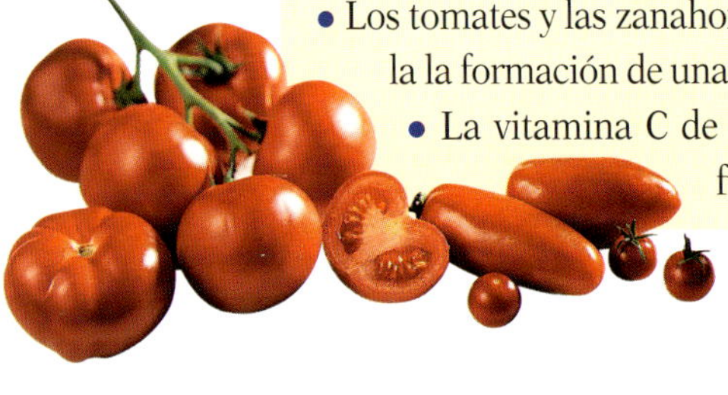

Hígado y vesícula biliar

El hígado pesa aproximadamente 1,5 kg y es nuestra principal central metabólica y desintoxicante. Recibe sustancias del intestino y se encarga de filtrar las «buenas»: los nutrientes son transformados en azúcar y energía, los carbohidratos se acumulan como glucógeno para tiempos de escasez, se producen las proteínas de la sangre y la bilis. Además, el hígado degrada las grasas y el alcohol y «desactiva» los tóxicos que le puedan llegar del intestino.

Reserva de nutrientes

Si el hígado deja de funcionar, la persona entra en coma. Pero desde la antigüedad es sabido que el hígado no tarda en reponerse de los abusos. En la mitología griega, un águila le arrancaba a Prometeo cada día un trozo de su hígado, pero éste siempre se volvía a reponer.

Enfermedades del hígado

Dado que solamente hay nervios en el tejido que envuelve al hígado (cápsula), pero no en el hígado en sí, cuando surge algún problema tarda mucho en ser percibido. Los principales síntomas son abatimiento, dolores en la parte superior derecha del abdomen, vómitos, diarreas, pérdida de peso, coloración amarillenta de la piel y los ojos.

En el caso de la cirrosis hepática se producen unas irritaciones crónicas que destruyen las células hepáticas de forma irreversible sustituyéndolas por tejido cicatrizado. El hígado se encoge y se endurece, se altera la circulación de la sangre y la de la linfa. Su origen puede estar en el alcohol, virus de la hepatitis, fármacos y enfermedades metabólicas.

Es frecuente que luego el hígado crezca a base de acumular grasas en sus células a causa de determinados fármacos o del abuso del alcohol.

A pesar de su utilidad, los medicamentos son una carga para el hígado

Las infecciones agudas suelen ser de origen vírico (hepatitis).

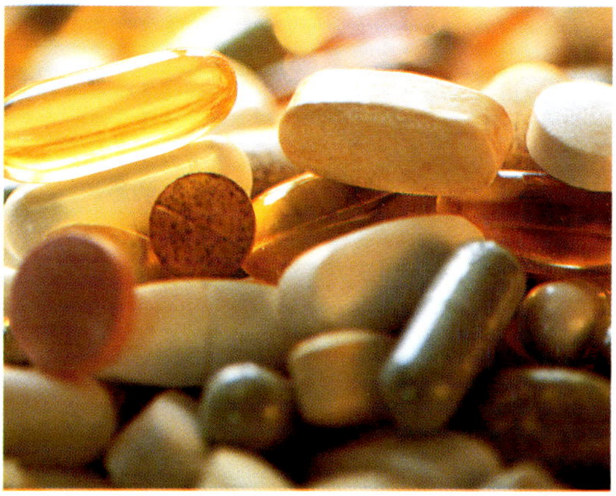

Parámetros a analizar

Si el médico cree que en el hígado hay algo que falla, encargará un análisis de sangre en el que se detallen los «valores hepáticos». Si alguno de estos parámetros tiene un valor demasiado alto, indicará una destrucción de células del hígado.

Gamma-GT

La enzima gamma-glutamil-transferasa se produce principalmente en el hígado y en los conductos biliares. Es el principal indicador de la sobrecarga del hígado y de la destrucción de células hepáticas. Se cree que un nivel bajo no implica ninguna enfermedad.

Intervalos de referencia de gamma-GT (gamma-glutamil-transferasa)
- **Mujeres:** 9-36 U/l
- **Hombres:** 12-64 U/l

en suero y plasma de personas adultas

Nivel de gamma-GT demasiado alto
- Infección hepática aguda y crónica (hepatitis).
- Cirrosis hepática.
- Acumulación de grasa en el hígado (a causa del alcohol o la diabetes).
- Tumores hepáticos, metástasis.
- Enfermedades de los conductos biliares (oclusión, cálculos biliares).
- Miocarditis.
- Quimioterapia, fármacos contra el reuma, diuréticos, medicamentos para la tiroides.
- Tóxicos industriales y domésticos (como el formaldehído).

Venenos domésticos

- Marcador de consumo elevado de bebidas alcohólicas.
- Enfermedades renales.
- Infección o cáncer de páncreas.
- Infarto.

Las transaminasas GPT (ALT) y GOT (AST)

Las transaminasas son unas enzimas que degradan las secuencias de las proteínas. La alanina aminotransferasa se conocía antes como GPT (transaminasas glutámico-pirúvicas) pero actualmente muchos laboratorios la designan ALT, mientras que la aspartato aminotransferasa era conocida antes como GOT (transaminasas glutámico-oxalacéticas) y actualmente como AST. Son indicadores de enfermedades del hígado, vesícula y corazón.

Intervalos de referencia de GPT (ALT) y GOT (AST)

Transaminasas glutámico-pirúvicas
- **Mujeres:** 10-35 U/l
- **Hombres:** 10-50 U/l

Transaminasas glutámico-oxalacéticas
- **Mujeres:** 10-35 U/l
- **Hombres:** 10-50 U/l

en suero y plasma de personas adultas

Niveles de GOT y GPT demasiado altos

- Afecciones hepáticas agudas y crónicas causadas por virus (también citomegalia), bacterias, gusanos.
- Hipertrofia hepática.
- Cirrosis hepática, cáncer de hígado.
- Enfermedades de los conductos biliares.
- Hepatitis autoinmune.
- Medicamentos contra la acidez de estómago, estrógenos, antibióticos.
- Venenos del medio ambiente o producidos por mohos.
- Enfermedades del corazón.
- Enfermedades óseas y musculares (atrofia muscular, miositis).

Colinesterasa (ChE)

Las colinesterasas son enzimas que intervienen en el metabolismo y en la transmisión de señales en el cerebro. Son marcadores para intoxicaciones (pesticidas) y enfermedades hepáticas y cardiacas.

Intervalo de referencia de la colinesterasa

- 3.500-8.500 U/l

en suero y plasma de personas adultas a partir de 40 años; entre los 16 y los 39 años los valores son inferiores

Nivel de colinesterasa demasiado alto

- Hipertrofia hepática.

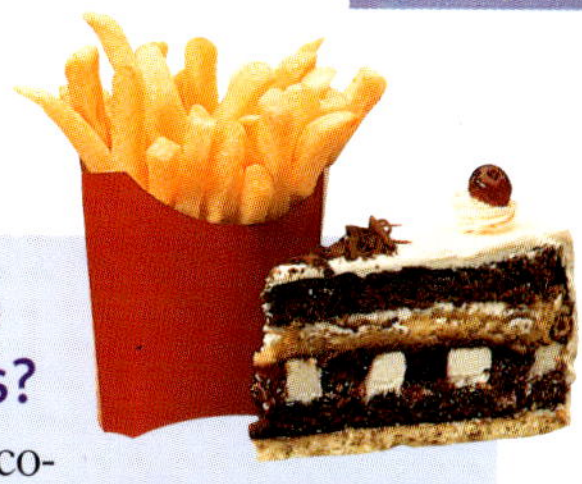

¿Cómo se producen los cálculos biliares?

La bilis contiene ácidos, colesterol, sales cálcicas y bilirrubina. Si se alteran las proporciones de estas sustancias pueden formarse cálculos biliares (piedras, generalmente de colesterol) que bloquean los conductos biliares. Los principales factores de riesgo son la obesidad y la «comida rápida» rica en grasas.

- Alteraciones en el metabolismo de los lípidos.
- Diabetes.

Nivel de colinesterasa demasiado bajo

- Irritación hepática crónica.
- Infecciones graves, envenenamiento de la sangre.
- Cirrosis hepática, disfunción hepática.
- Enfermedades intestinales crónicas.
- Intoxicación por pesticidas.

La vesícula biliar

La vesícula biliar: un recipiente de reserva

La vesícula biliar es un recipiente en el que se acumulan los ácidos biliares segregados por el hígado para ser utilizados como jugos digestivos. Si el acceso a la vesícula está bloqueado o la producción de ácidos biliares es escasa, al comer alimentos grasos se sentirán molestias. Los síntomas son opresión, mareo, vómitos y gases.

Bilirrubina

Para comprobar la interrelación entre el hígado, la vesícula biliar y el intestino delgado se analiza la concentración de bilirrubina en la sangre. Esta sustancia amarillenta procede de la desnaturalización de la hemoglobina de la sangre y se elimina con la bilis. Si su concentración en la sangre es demasiado elevada, será señal de que el hígado no es capaz de eliminarla y se acumulará en la piel o en los ojos.

Intervalo de referencia de la bilirrubina total

- 0,1-1,2 mg/dl (2-21 µmol/l*)

en suero y plasma de personas adultas
* = unidades SI

Nivel de bilirrubina demasiado alto

- Enfermedad de los conductos biliares, cálculos biliares.
- Destrucción de eritrocitos por venenos o anticuerpos.
- Afección hepática aguda (hepatitis de origen vírico, autoinmune o alcohólico).
- Intoxicación hepática por setas o del medio ambiente.
- Cirrosis hepática, cáncer de hígado o de páncreas.

Virus de la hepatitis en el laboratorio

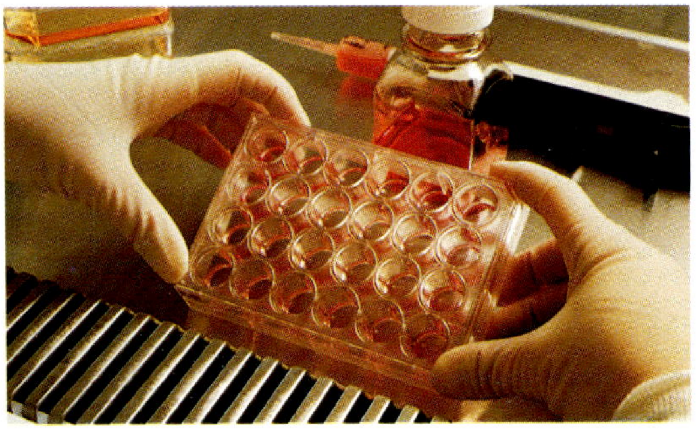

Hepatitis

En el mundo hay unos 350 millones de personas infectadas de hepatitis B y unos 200 millones con hepatitis C. Los virus de la hepatitis penetran en las células hepáticas y provocan una infección, y a veces también producen la degeneración y destrucción de las células.

Hepatitis A: un mal recuerdo de las vacaciones

La hepatitis A se transmite por alimentos contaminados o por contagio y casi siempre se cura del todo.

La hepatitis B se transmite por la sangre, derivados de la sangre y fluidos corporales; uno de cada diez casos se vuelve crónico y degenera en cirrosis hepática.

La hepatitis C se transmite por la sangre, derivados de la sangre y contactos sexuales. Esta variedad de hepatitis se convierte en crónica en un 85 % de los casos y no es raro que ocasione cirrosis hepática e incluso cáncer de hígado. La hepatitis D solamente se presenta junto con la hepatitis B. La hepatitis E se transmite como la hepatitis A y solamente es peligrosa para las embarazadas.

Riñones y orina

Dos pequeños órganos, de apenas 160 gramos, son los encargados de protegernos de las intoxicaciones: los riñones filtran de la sangre los residuos metabólicos y los eliminan con la orina. En cada riñón se agrupan más de un millón de nefrones que cada día «lavan» 1.500 litros de sangre. Al mismo tiempo, regulan la concentración de sal, controlan la cantidad de agua del cuerpo y segregan la hormona eritropoyetina, que interviene en la producción de sangre. Al igual que sucede con el hígado, las señales de alarma de los riñones suelen llegar un poco tarde. En caso de experimentar alguna de las siguientes molestias hay que acudir al médico lo antes posible:

Estación depuradora para 1.500 litros diarios

- Los edemas (acumulación de fluidos en los tejidos) pueden deberse a problemas renales.
- La hipertensión es una característica de casi todas las enfermedades de los riñones.
- Unos dolores agudos que se sitúen en el dorso de la región torácica pueden ser indicativos reales de la presencia de cálculos renales (piedras) o de infecciones en la vejiga urinaria.

Creatinina

La creatinina es el producto final del metabolismo muscular.

Intervalos de referencia de la creatinina

- **Mujeres:** 0,66-1,09 mg/dl (58-96 µmol/l*)
- **Hombres:** 0,84-1,25 mg/dl (74-110 µmol/l*)

en suero y plasma de personas adultas (reacción de Jaffé)

* = unidades SI

Los riñones la eliminan por completo y analizar su concentración sirve para comprobar el funcionamiento de éstos.

El tracto urinario está formado por los riñones, las vías urinarias, la vejiga y la uretra

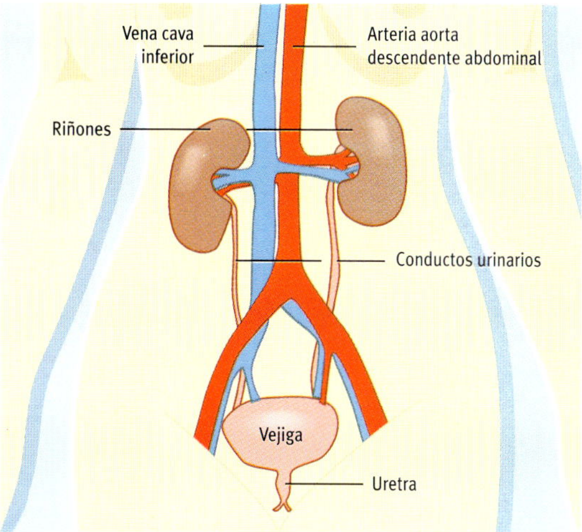

El color de la orina puede señalar anomalías

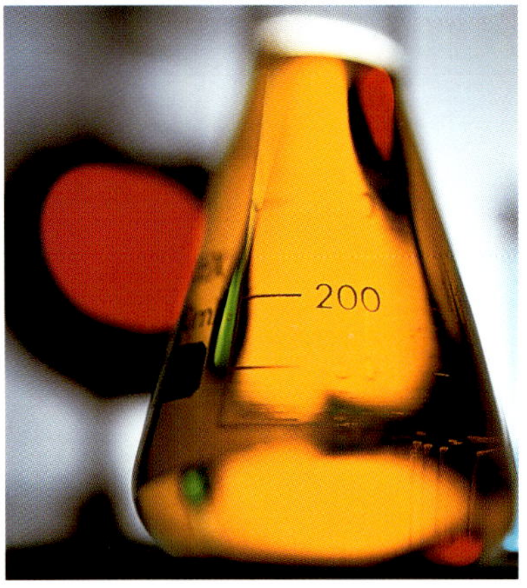

Nivel de creatinina demasiado alto

- Diabetes.
- Medicamentos (antibióticos, quimioterapia).
- Disfunción renal aguda.
- Nefritis crónica.
- Envenenamiento (disolventes).

Creatinina-Clearance

Indica la cantidad de creatinina eliminada (clearance) por los riñones en un determinado espacio de tiempo. Es un valor muy útil para determinar el rendimiento de los riñones.

Lo que se lleva la orina

Cada día eliminamos entre uno y dos litros de orina. Este líquido filtrado por los riñones contiene un 95 % de agua, y el resto está formado por ácidos, sales y fosfatos. Normalmente es de color amarillo dorado. Las variaciones de color suelen deberse a anomalías en el organismo:

- Orina de color marrón amarillento: enfermedades biliares.
- Orina blancuzca y turbia: irritaciones de los riñones o vías urinarias.
- Orina rojiza: puede contener algo de sangre debido a una infección renal o de las vías urinarias.

Indicadores de orina

Con las tiras indicadoras puede efectuar usted mismo muchas pruebas sin salir de casa (ver pág. 86). Si en alguna de las siguientes pruebas obtiene un resultado demasiado alto, será señal de que algo no va bien:

- Proteínas. Nefritis avanzada.
- Leucocitos. Infección renal, de vejiga o de vías urinarias.
- Eritrocitos. Cálculos renales, cólico nefrítico, envenenamientos, enfermedades de la próstata, infección o cáncer de vejiga.
- Azúcar (glucosa). Diabetes, hipertiroidismo, lesiones renales, inflamación del páncreas.
- Nitritos. Señalan la presencia de bacterias debida quizá a una infección de vejiga o vías urinarias.

Delata una invasión bacteriana

Si la prueba da un resultado negativo no significa necesariamente que todo esté en orden.

Corazón

No depende de nuestra voluntad

El corazón es un músculo muy independiente. Funciona sin depender de las órdenes del cerebro y es algo así como una bomba de succión e impulsión con dos circuitos: la parte izquierda del corazón recibe la sangre de los pulmones y la bombea a las arterias, la parte derecha recibe la sangre de las venas y la bombea a los pulmones para que se oxigene. Cada minuto pasan por el corazón unos cinco litros de sangre. Si el corazón se ve en apuros envía a la sangre una señal de alarma en forma de proteínas (enzimas). Su presencia, junto con los datos del electrocardiograma, nos indicará qué es lo que falla.

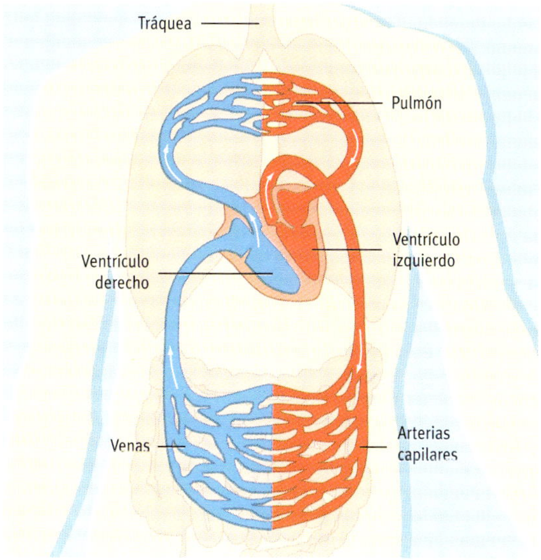

¡Emergencia!

Este motor de alto rendimiento recibe su energía a través de una red de finísimas arterias: las coronarias. Si las acumulaciones de grasas llegan a taponarlas se produce la muerte de alguna parte del músculo del corazón. Los síntomas son unos dolores muy intensos (presión) detrás del esternón, que irradian hasta la parte izquierda de la mandíbula inferior o hasta el brazo izquierdo, opresión torácica, sudoración, sensación de ahogo, pulso irregular, miedo a morir.

La sangre circula por el cuerpo impulsada por el corazón

Creatinquinasa (CK)

Esta enzima se encuentra en el músculo del corazón, en la musculatura esquelética y en el sistema nervioso. Según su localización, se distinguen tres grupos:

- CK-MM (musculatura esquelética).
- CK-MB (músculo cardiaco).
- CK-BB (sistema nervioso central).

Intervalos de referencia de la creatinquinasa

CK total
- **Mujeres:** 10-70 U/l
- **Hombres:** 10-80 U/l

CK-MB: hasta 5 U/l
en suero y plasma de personas adultas

Nivel de CK demasiado alto
- Infarto.
- Miocarditis.
- Angina de pecho.
- Enfermedades de la musculatura esquelética, como la polimiositis.
- Asma.
- Ejercicio muscular extremo.

Lactato deshidrogenasa (LDH)

Al cabo de unas siete horas de sufrir un infarto aumenta la concentración de esta enzima en la sangre.

Intervalo de referencia de la LDH total
- 120-240 U/l

en suero y plasma de personas adultas

Nivel de LDH demasiado alto
- Infarto, lesiones cardiacas.
- Embolia pulmonar.
- Enfermedades del hígado y vesícula, cáncer de hígado.
- Infecciones víricas como la mononucleosis.
- Enfermedades de la musculatura esquelética.
- Enfermedades de la sangre.

Mioglobina

La mioglobina es una proteína del tejido muscular que se encarga de transportar y almacenar oxígeno. Si se produce una lesión en el corazón o en la musculatura esquelética, la mioglobina pasa a la sangre.

Intervalo de referencia de la mioglobina
- menos de 70-110 µg/l

en suero y plasma de personas adultas

Nivel de mioglobina demasiado alto
- Infarto.
- Lesiones musculares.
- Ejercicio intenso.

CONSEJO

Así mantendrá su corazón en forma
- Corra, camine, o vaya en bicicleta más de 30 minutos por lo menos tres veces a la semana.
- Coma frecuentemente pescado azul: sardina, salmón, atún... Los ácidos grasos omega-3 que contienen protegen las arterias coronarias de las acumulaciones de grasa y disminuyen el riesgo de infarto.
- Coma solamente carne magra –y en compañía–. Para disminuir el riesgo de infarto hay que lograr una combinación de alimentación baja en grasas, movimiento y relación social.

Sistema hormonal

Transmiten las órdenes a todas las células

Las hormonas son las mensajeras del organismo: transmiten las noticias de las glándulas a las células. Estos transmisores bioquímicos no sólo regulan el sistema nervioso, sino también todas las demás funciones del cuerpo: sexualidad, buen humor, apetito, digestión, superación del estrés, respuesta inmunitaria, etc. En este complejo sistema hormonal intervienen proteínas, vitaminas, oligoelementos y ácidos grasos insaturados. Basta con que falte uno de estos elementos para que se altere todo ese flujo de información y aparezcan problemas en el lugar más impensado. Los endocrinólogos analizan las concentraciones de hormonas en la sangre, la saliva y la orina.

Glándulas productoras de hormonas

El hipotálamo controla la secreción hormonal de las demás glándulas

En las glándulas hormonales, el poder supremo lo ejerce el hipotálamo, que está situado en el cerebro. Segrega también algunas hormonas (hormonas hipotalámicas) que estimulan a la hipófisis para producir hormonas glandulotropas que, a su vez, activan las glándulas endocrinas periféricas.

Hormonas sexuales

Glándulas secretoras de hormonas en la mujer

Las hormonas sexuales se producen en las gónadas (testículos, ovarios) y son controladas por las hormonas luteinizantes (LH) y por las hormonas foliculoestimulantes (FSH). Si se sospecha la existencia de un desequilibrio hormonal (re-

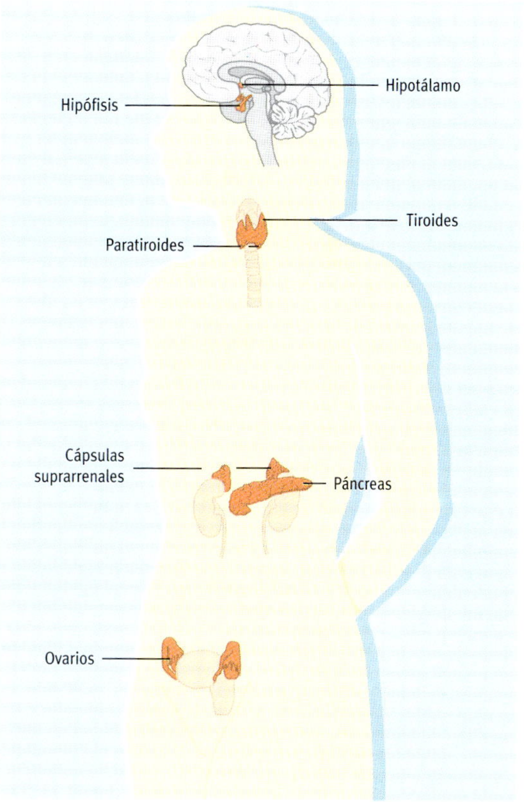

glas irregulares, por ejemplo), se efectúa un análisis de hormonas.

17β-estradiol (E_2)

La 17β-estradiol es el estrógeno más efectivo. Se produce en los ovarios y, junto con la progesterona, son los que intervienen activamente en el ciclo menstrual y en la producción de la mucosa de la matriz. En los hombres se producen pequeñas cantidades de estrógenos en las regiones de los testículos así como también en las glándulas suprarrenales.

Los hombres también tienen estrógenos

HORMONA	FUNCIÓN	LUGAR DONDE SE PRODUCE
ADRENALINA	Hormona del estrés, estimula la circulación, metabolismo.	Glándulas suprarrenales (zona medular).
FSH	Fertilidad, maduración de folículo y esperma.	Hipófisis.
GESTÁGENOS (progesterona)	Menstruación, fecundidad femenina.	Ovarios, folículo, placenta.
HCG (gonadotropina coriónica humana)	Hormona del embarazo.	Placenta.
CALCITONINA	Baja la concentración de calcio, metabolismo óseo.	Tiroides.
CORTISOL	Metabolismo glucídico, protección ante infecciones.	Glándulas suprarrenales (zona cortical).
ESTRÓGENOS	Maduración del óvulo, libido, protección celular.	Ovarios.
PARATHORMONAS	Aumento de la concentración de calcio.	Tiroides.
PROLACTINA	Producción de leche, menstruación	Hipófisis.
TESTOSTERONA	Fertilidad, producción muscular.	Testículos.
TIROXINA	Metabolismo.	Tiroides.

Nivel de 17β-estradiol demasiado alto

- Liberación del óvulo.
- Tumores productores de estrógenos, tumores cerebrales.
- Cirrosis hepática (en los hombres).

Nivel de 17β-estradiol demasiado bajo

- Disfunción ovárica.
- Menstruación sin liberación de óvulo.
- Insuficiencia del cuerpo lúteo.
- Menopausia.

Intervalos de referencia para el 17β-estradiol

- **Primera mitad del ciclo menstrual:** 30-300 ng/l (110-1.100 pmol/l*)
- **Segunda mitad del ciclo menstrual:** 100-600 ng/l (360-2.200 pmol/l*)
- **Menopausia:** menos de 10 ng/l (menos de 37 pmol/l*)

en suero de mujeres adultas
* = unidades SI

Progesterona

La progesterona es la «contrincante» de los estrógenos (hormonas sexuales femeninas) e interviene activamente en la regulación del ciclo menstrual. Una carencia puede ser la causante de que aparezcan quistes en los pechos.

Regula el ciclo menstrual

Intervalos de referencia de la progesterona

- **Primera mitad del ciclo menstrual:** < 1 µg/l (< 3,2 nmol/l*)
- **Segunda mitad del ciclo menstrual:** ≥ 8 µg/l (≥ 22 nmol/l*)
- **Menopausia:** < 1 µg/l (< 3,2 nmol/l*)

en suero de mujeres adultas
* = unidades SI

Nivel de progesterona demasiado alto

- Embarazo.
- Días fértiles.

Nivel de progesterona demasiado bajo

- Insuficiencia del cuerpo lúteo.
- Insuficiencia ovárica.
- Inicio de la menopausia.
- Fumar.

Testosterona

Esta hormona pertenece al grupo de los andrógenos (hormonas masculinas). Los hombres la producen en los testículos, y las mujeres en los ovarios y en las cápsulas suprarrena-

Intervalos de referencia para la testosterona

- **Mujeres:** 0,15-0,55 ng/ml (0,52-1,9 pmol/l*)
- **Hombres:** 3,5-8,6 ng/ml (12-30 pmol/l*)

en suero de personas adultas
* = unidades SI

Las mujeres también tienen testosterona

les. Potencia la producción de los tejidos óseo y muscular así como el crecimiento del cabello. Las mujeres con exceso de andrógenos padecen acné.

⇧ *Nivel de testosterona demasiado alto*

En mujeres:

- Quistes o tumores en los ovarios.

En hombres y mujeres:

Medicamentos que alteran las hormonas

- Medicamentos tales como antibióticos, antirreumáticos o diuréticos.
- Adenomas benignos o malignos de la corteza de las cápsulas suprarrenales.
- Tumores benignos o malignos de la hipófisis.

⇩ *Nivel de testosterona demasiado bajo*

En hombres:

- Esterilidad.
- Tumores en los testículos.

En hombres y mujeres:

- Enfermedades de la hipófisis o del hipotálamo.

DHEAS

La DHEAS (dehidroepiandrosterona-sulfato) es una hormona corticosuprarrenal que sirve para crear otras hormonas. Con ella el organismo produce estrógenos y andrógenos. La DHEAS es considerada también como una hormona antienvejecimiento, pues retrasa los procesos de envejecimiento.

Intervalo de referencia de la DHEAS

- 1.000-3.000 µg/l
(2,5-7,5 µmol/l*)
en el suero de personas adultas
* = unidades SI

Una hormona contra el envejecimiento

⇧ *Nivel de DHEAS demasiado alto*

- Quistes de ovario.
- Caracteres masculinos en las mujeres.
- Adenomas benignos o malignos en la región cortical de las cápsulas suprarrenales.

⇩ *Nivel de DHEAS demasiado bajo*

- Insuficiencia de la corteza suprarrenal.

FSH y LH

Cuando se realizan estudios de fertilidad se analizan dos hormonas segregadas por la hipófisis, la FSH (hormona foliculoestimulante) y la LH (hormona luteinizante).

⇧ *Valores de LH y FSH demasiado altos*

- Insuficiencia funcional de los ovarios.
- Menopausia.
- Disfunción de los testículos.

Valores de referencia de FSH y LH
- **Primera mitad del ciclo menstrual:** 2-10 y 3-15 UI/l
- **A mitad del ciclo menstrual:** 8-20 y 20-200 UI/l
- **Segunda mitad del ciclo menstrual:** 2-8 y 5-10 UI/l
- **Menopausia:** >20 y >20 UI/l

en suero de mujeres adultas

Valores de LH y FSH demasiado bajos
- Insuficiencia de la hipófisis.
- En los hombres: cirrosis hepática.

La glándula tiroides

Esta glándula de apenas 25 gramos situada en el cuello es una fábrica de hormonas de importancia vital. Añade sus propias hormonas a las de la hipófisis para regular los procesos de consumo de energía en el metabolismo. Es decir, el tiroides controla nuestra energía vital. Para poder dar su máximo rendimiento, esta glándula necesita yodo: con él produce dos hormonas, la triyodotironina (T3) y la tiroxina (T4), y las acumula en miles de pequeñas vejigas (folículos).

Control energético

Problemas de tiroides

Si uno se siente abúlico, olvidadizo y depresivo, siempre tiene frío, sufre de estreñimiento, no quiere saber nada del sexo y engorda estando a dieta, es muy probable que la causa sea un hipotiroidismo.

El que tenga un hambre de lobo y sufra diarreas, accesos de sudoración, irritabilidad y taquicardias será mejor que compruebe si sufre un hipertiroidismo. El síntoma externo más evidente es el bocio. A nivel mundial, la principal causa de que la glándula tiroides falle por exceso o por defecto es la falta de yodo. Pero también puede deberse a una infección de la tiroides (tiroiditis) causada por bacterias, virus o el ataque de algunas células del sistema inmunitario.

Anticuerpos desbocados

En el caso de la enfermedad de Basedow (síntoma: exoftalmia), un ataque salvaje de las inmunocélulas produce una hiperfuncionalidad de la tiroides, mientras que en la tiroiditis de Hashimoto se produce una hipofuncionalidad.

Tirotropina (TSH)

La glándula tiroides recibe su información de la hipófisis a través de la hormona tirotropina (TSH). Una anomalía en el funcionamiento de la tiroides solamente puede deberse a sí misma o a las órdenes que recibe. Y esto es lo que averigua el médico

Intervalo de referencia de la TSH
- 0,4-4,0 mU/l

en suero tanto de niños como de adultos

al analizar la concentración en sangre de la hormona de mando y de las dos hormonas tiroideas.

Nivel de TSH demasiado alto
- Resistencia de las hormonas tiroideas (las células no aceptan las órdenes que les llegan con las hormonas).
- Hipotiroidismo.

Nivel de TSH demasiado bajo

- Hipertiroidismo.
- Enfermedad de Basedow.
- Adenoma benigno de tiroides.

Triyodotironina (T3) y Tiroxina (T4)

Las verdaderas hormonas tiroideas contienen yodo y son la triyodotironina (T3) y la tiroxina (T4). La tiroides segrega la T4. En la propia tiroides, y más aún en los otros tejidos, la T3 se transforma en la T4, que es mucho más activa. Estas hormonas intervienen en el metabolismo basal de las células, son los principales termorreguladores y actúan de forma intensiva sobre el hígado, el corazón, los riñones y el cerebro. La mayor parte de la hormona tiroidea circula por la sangre unida a proteínas y es liberada en cuanto hace falta. En el metabolismo solamente participan las hormonas tiroideas libres.

Intervalos de referencia de T3 libre (FT3) y T4 libre (FT4)
- **FT3:** 3,5-8 pg/ml (5,4-12,3 pmol/l*)
- **FT4:** 8-18 ng/l (10-23 pmol/l*)

en suero de personas adultas
* = unidades SI

Nivel de T3 demasiado alto
- Hipertiroidismo.
- Medicamentos para la tiroides.

Nivel de T3 demasiado bajo
- Hipotiroidismo.
- Enfermedades infecciosas crónicas.

Nivel de T4 demasiado alto
- Hipertiroidismo (también enfermedad de Basedow).
- Acumulación descontrolada de yodo en los tejidos de la tiroides.
- Fármacos o medios de contraste ricos en yodo.

Nivel de T4 demasiado bajo
- Hipotiroidismo.
- Carencia extrema de yodo.

CONSEJO

Una alegría para la tiroides

Los adultos necesitan diariamente unos 200 microgramos de yodo, las mujeres embarazadas necesitan 240 microgramos. Las mejores fuentes de yodo son el marisco, el salmón marino, el lenguado, las algas y la sal yodada.

Atención: Los que padezcan enfermedades de tiroides deben evitar tomar dosis excesivas de yodo.

Sistema inmunitario

20.000 millones de guardianes cuidan de nuestra salud

Sabremos que nuestro sistema inmunitario está en forma si superamos con éxito la próxima epidemia de gripe. En el organismo temenos 20.000 millones de inmunocélulas entrenadas para entrar en acción en estas emergencias. Si están alerta y son fuertes, como mucho tendremos un leve resfriado; si son débiles caeremos enfermos. Las células del sistema inmunitario son glóbulos blancos (leucocitos, ver pág. 25) que se originan en la médula ósea. Dado que posteriormente se les encuentra también en los ganglios linfáticos, reciben igualmente el nombre de linfocitos. En determinadas zonas se especializan.

Los linfocitos B se especializan en la médula ósea (en inglés: *bone marrow*). En caso de alerta generan armas específicas contra cada tipo de invasor, llamadas anticuerpos o inmunoglobulinas. El resto de la población de linfocitos, los linfocitos T, están en el timo y se preparan para la defensa: aprenden a distinguir entre amigos y enemigos y a organizar sus fuerzas. Una vez a punto, son más de 5.000 millones los linfocitos T que están constantemente listos para intervenir.

Puntos débiles

Existen muchas enfermedades cuyo origen está en las anomalías de este juego estratégico de las inmunocélulas:

- El número de linfocitos no es suficiente para enfrentarse simultáneamente a todas las tareas que se les presentan (infecciones, daños causados por antibióticos).
- Existe una carencia congénita de hemoglobina (inmunodeficiencia hereditaria).
- Algunos elementos extraños inofensivos (polen, alimentos, etc.) son detectados como enemigos (alergias).

Alergia: un error de los anticuerpos

IMPORTANTE

Las defensas están en peligro

Para sufrir una inmunodeficiencia no es necesario haber contraído el SIDA. Si presenta alguno de estos síntomas es señal de que sus defensas no dan abasto:

- Resfriados frecuentes, o una gripe que no acaba de irse.
- Frecuentes ampollas de herpes en la boca.
- Frecuentes infecciones por hongos en la garganta o en el intestino.
- Alergias.

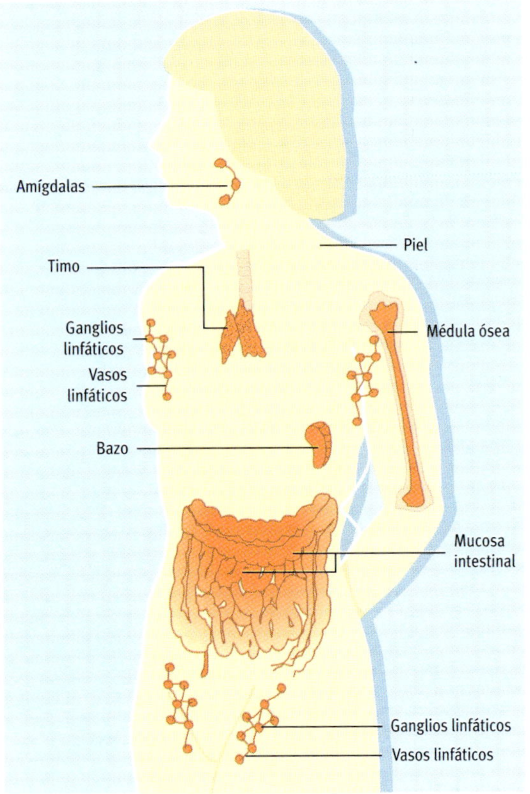

Puntos clave del sistema inmunitario

- Los macrófagos (pág. 30) no digieren completamente a los intrusos y se pueden producir enfermedades del complejo inmunológico.
- Si se produce una sobrecarga del sistema inmunitario puede llegar a atacar a los tejidos propios (enfermedades autoinmunológicas, como el reuma).

Enfermedades autoinmunológicas

En algunas personas, y por causas aún no del todo claras, el sistema inmunitario ataca a sus propios tejidos produciendo infecciones crónicas que lesionan órganos, nervios o articulaciones. Entre estas enfermedades autoinmunológicas tenemos la esclerosis múltiple, enfermedades reumáticas, lupus eritematoso y determinadas patologías que afectan a la tiroides, la sangre, los riñones y los nervios. Los análisis clínicos son el primer paso para identificar un ataque del sistema inmunitario contra el propio organismo. Por ejemplo, en el caso de enfermedades reumáticas se emplea el indicador de sangre Anti-ds-DNS y el ANA (anticuerpos antinucleares), en el caso de enfermedades hepáticas se emplea el AMA (anticuerpos antimitocondriales). Si el nivel de estos y otros indicadores es muy elevado lo más probable es que se deba a una enfermedad autoinmune. En ese caso hay que realizar más análisis.

Hay que seguir investigando

Reuma

Empieza con dolores o inflamaciones ocasionales en las articulaciones de los dedos de las manos y de los pies. Luego se aprecian los mismos síntomas en las rodillas, los codos y los hombros. Las articulaciones se deforman y se anquilosan. Las culpables de la artritis reumática son las propias inmunocélulas: atacan a las células de los tejidos internos de las articulaciones y generan unas in-

Anticuerpos que atacan a otros anticuerpos propios

flamaciones crónicas. Cuando se sospecha de una afección reumática se efectúa un análisis de sangre para determinar los factores reumáticos (FR). Son anticuerpos que atacan a la inmunoglobulina propia (IgG). Por desgracia, un nivel bajo tampoco implica que haya que excluir la probabilidad de una afección reumática.

Análisis de laboratorio

Existen muchas pruebas para comprobar la acción de los anticuerpos. Pero el valor de algunas de ellas no es muy seguro, porque no se sabe a ciencia cierta si las células se comportan igual en los tubos de ensayo que en la sangre. Se comprueba la actividad de los linfocitos y los macrófagos. Veamos cuáles son algunas de las pruebas más comunes:

Prueba del tampón

Sirve para determinar la velocidad de reacción de los anticuerpos. Mediante una especie de tampón se aplican en la piel bacterias y hongos «desactivados». La velocidad con que se produce la reacción cutánea (enrojecimiento, inflamación) sirve como indicación de las alteraciones.

Prueba rápida para detectar anticuerpos

Inmunoglobulinas

Se puede determinar la concentración de inmunoglobulinas (anticuerpos), individuales o en total, tanto en la sangre como en los fluidos corporales. Son especialmente importantes las concentraciones de las inmunoglobulinas IgG, IgA, IgM e IgE.

Inmunoglobulina G (IgG)

Los anticuerpos IgG aparecen en gran número cuando se produce una infección como armas de reserva. Su presencia suele indicar que se ha superado la infección, pero también puede señalar infecciones crónicas.

Intervalo de referencia de la inmunoglobulina G (IgG)

- 700-1.600 mg/dl

en suero de personas adultas

Nivel de IgG demasiado alto

- Infecciones crónicas.
- Cirrosis hepática.

Nivel de IgG demasiado bajo

- Infecciones víricas como rubéola, paperas.
- Enfermedades de los riñones.
- Diabetes.
- Fumar.
- Leucemia, cáncer.
- Inmunodeficiencia congénita.

Inmunoglobulina A (IgA)

Las globulinas IgA vigilan las mucosas del cuerpo.

Intervalo de referencia para inmunoglobulina A (IgA)

- 70-500 mg/dl

en suero de personas adultas

Nivel de IgA demasiado alto

- Infecciones de las mucosas.
- Enfermedades hepáticas.
- Enfermedades gastrointestinales.
- Plasmocitoma (cáncer de las células que generan las inmunoglobulinas).

Nivel de IgA demasiado bajo

- Heridas.
- Carencia congénita de IgA.

Inmunoglobulina M (IgM)

La presencia de anticuerpos IgM señala una infección reciente.

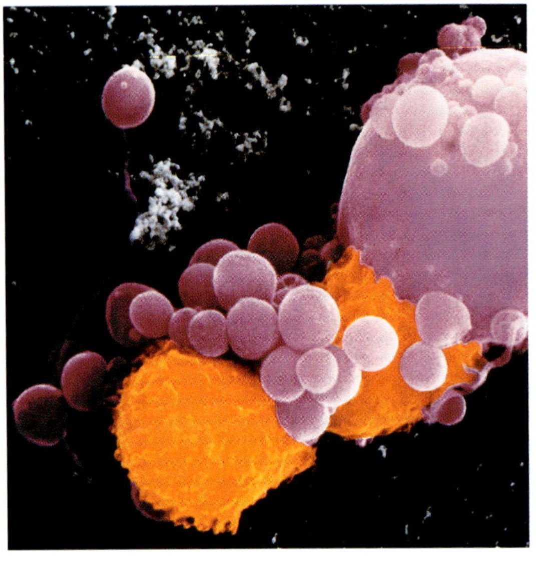

Intervalo de referencia de inmunoglobulina M (IgM)

- 40-230 mg/dl

en suero de personas adultas

Nivel de IgM demasiado alto

- Infección aguda.
- Agravamiento agudo de una infección crónica.
- Enfermedades autoinmunes.
- Inmunodeficiencia congénita.
- Plasmocitoma.

Nivel de IgM demasiado bajo

- Convalecencia después de una infección.
- Inmunodeficiencia congénita.

Inmunoglobulina E (IgE)

Las IgE son anticuerpos especializados en combatir parásitos y alergias.

Intervalo de referencia de la inmunoglobulina E (IgE)

- hasta 150 U/l (1U ≈ 2,4 ng)

en suero de personas adultas

Nivel de IgE demasiado alto

- Alergias instantáneas.
- Infestaciones por gusanos y otros parásitos.
- Neurodermitis (nivel de IgE muy elevado).
- Tumores (como cáncer de pulmón).

Cáncer

Análisis para controlar el cáncer

Mutaciones peligrosas

Cuando las células se modifican para dar lugar a un tumor, pasan a la sangre restos celulares, hormonas y enzimas cuyas concentraciones pueden determinarse mediante un análisis. A estas sustancias se las conoce como marcadores o «antígenos asociados a tumores», pues son algo así como etiquetas que identifican a cada tipo de cáncer (ver recuadro). Gracias a estos marcadores es posible seguir la evolución de un proceso canceroso. Estos análisis solamente se efectúan cuando ya existe alguna sospecha y no sustituyen en absoluto a las medidas preventivas. De todos modos, unas concentraciones elevadas de estas sustancias no implican necesariamente la presencia de un cáncer, y los resultados negativos tampoco permiten descartarlo totalmente.

Unas concentraciones elevadas no significan nada por sí mismas

Marcadores de tumores

Los marcadores de tumores suelen identificarse con la abreviación CA (en inglés: *Cancer Antigen*) seguida de un número.

Tipos de cáncer y sus marcadores

Cáncer de páncreas: CA 19-9 (antígeno de carbohidratos).
Cáncer de vejiga: TPA (antígeno de polipéptidos de los tejidos), CYFRA 21.
Cáncer de mama: CA 15-3 (antígeno canceroso).
Cáncer de intestino: CEA (antígeno carcinoembrionario), CA 15-3, MCA
– con producción hormonal: VIP (polipéptido intestinal vasoactivo), PP.
Cáncer de ovarios: CA 125 (antígeno canceroso), CA 72-4.
Cáncer de vesícula: CA 19-19.
Cáncer de cuello de útero: SCC (antígeno de carcinoma de células escamosas), CEA.
Cáncer de testículos: hCG (gonadotropina coriónica humana).
Cáncer de hígado: AFP (alfafetoproteína).
Cáncer de pulmón
– carcinoma menor: NSE (enolasa neuronal específica).
– carcinoma mayor: CYFRA 21-1 (citoqueratina-19-fragmentos).
Cáncer de estómago: CA 72-4 (antígeno canceroso), CEA.
– con producción hormonal: VIP (polipéptido intestinal vasoactivo), PP.
Cáncer de próstata: PSA (antígeno prostatoespecífico)
Cáncer de tiroides: HCT (calcitonina humana).

AFP (alfafetoproteína)

Se origina en: Hígado, saco vitelino del feto.
Aumenta con: Carcinoma de células hepáticas, tumores de gónadas (testículos), patologías hepáticas benignas, cirrosis hepática, hepatitis, embarazo.

Síntoma de muchas dolencias

CA 15-3

Se origina en: Células de las mucosas.
Aumenta con: Cáncer de mama (un 80 % de las pacientes de cáncer de mama presentan un aumento apreciable de CA 15-3), hepatitis, reuma, enfermedades de páncreas y pulmones, tuberculosis.

CA 19-9

Se origina en: Forma parte de las células de las mucosas, se encuentra en muchos órganos (páncreas, vesícula, hígado, estómago, pulmones).
Aumenta con: Cáncer de páncreas, estómago, vesícula e intestino, infección de los conductos biliares, cirrosis hepática, hepatitis.

CA 72-4

Aumenta con: Cáncer de estómago, ovarios, intestino grueso y recto, cirrosis hepática, enfermedades bronquiales, pulmonía.

CA 125

Se origina en: Células de los ovarios y la matriz, también en los bronquios y en el intestino grueso.
Aumenta con: Cáncer de ovarios y páncreas, endometriosis (adenoma benigno de la mucosa de la matriz), cálculos biliares, embarazo, pancreatitis.

CEA (antígeno carcinoembrional)

Se origina en: Mucosa intestinal, páncreas, glándulas sudoríparas.
Aumenta con: Cáncer de intestino grueso, mama, conductos biliares, estómago, esófago, ovarios y páncreas, patologías benignas de pulmón, tabaquismo, infecciones intestinales crónicas, hepatitis.

Fumar mucho también eleva este parámetro

CYFRA (citoqueratina-19-fragmento)

Se origina en: Los bronquios.
Aumenta con: Carcinoma bronquial menor, infecciones pulmonares (pulmonía), enfermedad de Crohn (enfermedad infecciosa crónica del intestino).

hCG (gonadotropina coriónica humana)

Se origina en: Placenta. Parece ser que esta hormona regula la produc-

ción hormonal del cuerpo lúteo, pero también aparece en los tumores de gónadas.
Aumenta con: Cáncer de testículos (todos los pacientes presentan una concentración muy elevada), cáncer de ovarios y páncreas, embarazo.

hCT (calcitonina humana)

Se origina en: Células C de la tiroides.
Aumenta con: Cáncer de tiroides, nefritis, infección autoinmune de la tiroides (tiroiditis de Hashimoto), embarazo.

MCA (antígeno mucínico canceroso)

Se origina en: Células de mucosa, como las de las glándulas mamarias.
Aumenta con: Cáncer de mama, patologías mamarias benignas (como el fibroadenoma y la supuración mamaria), cirrosis hepática, hepatitis.

Indica la presencia de un cáncer de mama

NSE (enolasa neuronal específica)

Se origina en: Neuronas.
Aumenta con: Cáncer de pulmón, tumores cerebrales (neuroblastoma), patologías pulmonares benignas.

PSA (antígeno prostatoespecífico)

Se origina en: Próstata.
Aumenta con: Cáncer de próstata (aumenta la concentración en un 90 % de los pacientes), infección de próstata, hipertrofia benigna de próstata.

Indicador específico para alteraciones de la próstata

SCC (antígeno canceroso del epitelio pavimentoso)

Se origina en: Células del epitelio pavimentoso (células de la piel y las mucosas).
Aumenta con: Cáncer de cuello de útero, pulmones, esófago o ano, psoriasis, bronquitis crónica, cirrosis hepática.

TPA (antígeno de los polipéptidos de los tejidos)

Se origina en: Células epiteliales de la piel y las mucosas.
Aumenta con: Cáncer de vejiga urinaria (un 90 % de los pacientes presentan concentraciones elevadas) así como enfermedades infecciosas de hígado, pulmones, estómago, intestino y vías urinarias.

Análisis que puede hacer uno mismo

Desde la capacidad pulmonar hasta las caries: hoy en día, para comprobar muchas funciones corporales, factores de riesgo e infecciones, no es necesario ir al médico ni recurrir a análisis de laboratorio, sino que basta con ir a la farmacia y comprar el test correspondiente para hacer las pruebas en casa.

¿QUÉ ES LO QUE SE ANALIZA?	¿EN QUÉ CONSISTE LA PRUEBA?	¿CÓMO FUNCIONA LA PRUEBA?
TENSIÓN ARTERIAL	Un sensor, provisto de un arnés torácico o un cinturón, mide la frecuencia de las pulsaciones y envía los datos a un receptor colocado en la muñeca.	Los aparatos sencillos solamente indican el pulso. En los más completos se puede marcar una determinada carga. Si se sobrepasa, el receptor emite un pitido.
PRESIÓN SANGUÍNEA	Un aparato provisto de un indicador digital y una manga hinchable nos indica la presión sanguínea en las sístoles y las diástoles.	La manga se hincha apretando un botón y transmite los cambios de presión al aparato. Los datos se muestran en un indicador.
COLESTEROL	Se emplean unas tiras de reactivos para medir el nivel de colesterol total.	En una tira de prueba se coloca una gota de sangre de la yema de un dedo. La coloración de la tira indica un alto nivel de colesterol. Para una medición más precisa se compara el valor de la tira con los de una escala de valores.
COAGULACIÓN DE LA SANGRE (PRUEBA RÁPIDA)	Comprobación de la capacidad de coagulación de la sangre (tiempo de tromboplastina).	Se coloca una gota de sangre de la yema de un dedo en una tira de prueba y se introduce ésta en el analizador. Al cabo de dos a cuatro minutos aparecerá el tiempo de coagulación en el monitor.
AZÚCAR (PRUEBA DE ORINA)	Se emplean unas tiras de reactivos para medir un aumento del azúcar expulsado con la orina.	Se introduce la tira de prueba en la orina. A partir de una determinada concentración de azúcar se aprecian cambios de color en el reactivo.
GLUCEMIA (ANÁLISIS DE SANGRE)	Medición de la concentración de glucosa en la sangre.	Se coloca una gota de sangre de la yema de un dedo en la tira de prueba y se la introduce en el analizador. En la pantalla se lee el nivel de glucosa.
METABOLISMO/CETONAS	Se emplea una tira de reactivos para analizar la orina y detectar las cetonas que pueden indicar diabetes, anomalías del páncreas y disfunciones metabólicas.	La tira de prueba cambia de color si hay cetonas.

En las páginas 86 a 89 mostramos un resumen de las principales pruebas que se pueden efectuar sin salir de casa y en el que se indican las principales características de cada uno de ellos.

¿PARA QUIÉN ES ÚTIL?	¿ES UNA PRUEBA EFICAZ?
Personas con problemas cardiovasculares que quieran evitar cualquier exceso.	Si el sensor está bien colocado, sí.
Personas con enfermedades cardiovasculares o con factores de riesgo (hipertensión, enfermedades de riñón).	Las mediciones en la muñeca pueden ser poco precisas (es conveniente contrastar los resultados con los de otro aparato).
Personas con enfermedades cardiovasculares o con hipertensión, obesidad o diabetes, fumadores.	Se mide solamente el colesterol total, pero lo realmente importante es la relación entre el colesterol LDL y el colesterol HDL. ¡Si la prueba indica un nivel alto hay que ir al médico!
Personas con problemas de coagulación de la sangre, pacientes que deban tomar fármacos anticoagulantes.	Sí, si el interesado deja que el médico le asesore acerca del modo de empleo del aparato.
Embarazadas, obesos, en caso de sospecha de diabetes, cualquier persona de más de 35 años (prevención).	Sí, si se siguen las instrucciones al pie de la letra y se efectúa la prueba en tres días consecutivos.
Diabéticos.	Sí, si se hace correctamente.
Embarazadas, diabéticos, en caso de sospecha de diabetes, si se siguen dietas drásticas.	Sí, en un 90 %. ¡Si se obtiene un nivel alto hay que ir al médico!

¿QUÉ ES LO QUE SE ANALIZA?	¿EN QUÉ CONSISTE LA PRUEBA?	¿CÓMO FUNCIONA LA PRUEBA?
FUNCIONAMIENTO DE LOS PULMONES	Con el «Peak Flowmeter» se mide la fuerza con que se expulsa el aire al espirar.	Se sopla tres veces con la máxima fuerza en una boquilla que está conectada a un instrumento de medida. Así se mide la capacidad pulmonar. Si el valor obtenido no llega al 50 % del valor de referencia: ¡al médico!
RIÑONES Y VÍAS URINARIAS	Se introducen varias tiras de prueba en la orina para obtener datos acerca de posibles enfermedades o afecciones de los riñones, la vejiga y las vías urinarias.	Los cambios de coloración de los reactivos nos indican las proteínas (enfermedades de los riñones), sangre (infecciones) o nitritos (bacterias) y nos proporcionan también el pH de la orina.
OVULACIÓN	Se introducen las varillas medidoras en orina dos veces a la semana y se pasan a un medidor electrónico.	Los indicadores luminosos señalan cuándo tiene lugar la ovulación.
HELYCOBACTER PYLORI **ÚLCERA DE ESTÓMAGO**	Se miden los anticuerpos específicos contra este agente patógeno que circulan por la sangre después de la infección.	Con una pipeta de vidrio se extrae algo de sangre de la yema de un dedo y se mezcla con un disolvente. Se colocan tres gotas de esta disolución en una tira de prueba. Si cambia de color al cabo de 5 minutos es señal de que existe una infección.
PRUEBA DEL EMBARAZO	Medición de la concentración de la hormona HCG en la sangre. Se genera en la placenta y a partir de la décima semana de embarazo ya se puede detectar en la sangre y en la orina.	Se depositan 6 gotas de orina en un tubo de vidrio. El cambio de color en la zona de medición indica embarazo.
MALARIA	Prueba para detectar uno mismo los casos agudos de malaria tropical.	Se depositan tres gotas de sangre de la yema del dedo y una solución química que se proporciona sobre una cartulina de prueba. Si al cabo de 5-8 minutos se aprecia un cambio de coloración es que existe una infección.
CÁNCER DE PRÓSTATA (PRUEBA PSA)	Prueba doméstica para la detección precoz del cáncer de próstata mediante la detección de unas partículas cancerígenas específicas (PSA) en la sangre.	Se colocan sangre de la yema del dedo y un disolvente sobre una cartulina de medición. Si cambia de color es señal de que la concentración de PSA es demasiado alta.
CARIES (PRUEBA DE LA PLACA)	Prueba para prevenir la placa bacteriana como factor de riesgo para las caries.	Se mastica una pastilla después de lavarse los dientes. Las zonas atacadas se tiñen de rojo, los dientes sin placa bacteriana se tiñen de azul.

¿PARA QUIÉN ES ÚTIL?	¿ES UNA PRUEBA EFICAZ?
Para pacientes con asma, bronquitis o enfisema pulmonar.	Si se efectúa correctamente, es bastante precisa. Es un buen sistema para la detección precoz del asma.
Embarazadas, mujeres con frecuentes infecciones de vejiga, personas con enfermedades de las vías urinarias.	Los resultados pueden verse alterados por la alimentación, especialmente espinacas, fresas, espárragos y vitamina C.
Tanto como contraceptivo como para planificar un embarazo.	Si se efectúa correctamente, su precisión es superior al 90 %.
En caso de sospecha de infección gástrica.	Según el fabricante, su sensibilidad es superior al 95 %; es mejor comprobar el resultado con otro análisis independiente.
Mujeres que desean saber lo antes posible si están embarazadas.	Hasta el 95 %. Es mejor efectuar la prueba cuando se interrumpa la regla. Cuanto más tarde se haga, mayor será su precisión.
Personas que viajan a regiones tropicales y presentan síntomas parecidos a los de la gripe.	90 % si se hace correctamente, pero solamente detecta una variedad de malaria. Si después de un viaje a regiones tropicales se notan unos síntomas parecidos a los de la gripe, es mejor acudir a un especialista en medicina tropical.
Hombres de más de 40 años (prevención), en caso de molestias en la próstata.	Sujeto a errores. Un nivel alto de PSA no implica forzosamente un cáncer. En caso de resultado positivo hay que comentarlo con el médico.
Para cualquiera que desee prevenir las caries y los problemas de encías (periodontitis).	Sí, cuando la pastilla masticable se conserva en la boca durante 3-5 minutos.

Índice de las abreviaturas y sus significados

Análisis clínicos

ADN: Ácido desoxirribonucleico.
AFP: Alfafetoproteína.
AMA: Anticuerpos antimitocondriales.
ANA: Anticuerpos antinucleares
AP: Fosfatasa alcalina.
ARN: Ácido ribonucleico.
ASAT, AST: Aspartato aminotransferasa.

Ca: Calcio.
CA 15-3: Antígeno canceroso 15-3 (marcador de tumores).
CA 19-9: GICA: Antígeno canceroso gastrointestinal (marcador de tumores).
CA 72-4: Antígeno canceroso 72-4 (marcador de tumores).
CA 125: Antígeno canceroso 125 (marcador de tumores).
CA 549: Antígeno canceroso 549 (marcador de tumores).
CEA: Antígeno carcinoembrional (marcador de tumores).
CHCM: Concentración de hemoglobina corpuscular media.
ChE: Colinesterasa.
CK: Creatinquinasa.
Cl: Cloro.
Cr: Cromo.
Crea: Creatina.
CRP: Proteína reactiva C.
CT: Calcitonina.
Cu: Cobre.
CYFRA 21-1: Citoqueratina-19-fragmentos.

DHEA: Dehidroepiandrosterona.
DHEAS: Dehidroepiandrosterona-sulfato.

E2: Estradiol (estrógeno).
E3: Estriol (estrógeno).
EDTA: Etilendiamintetraacetato (aditivo para la sangre).
Eos: Granulocitos eosinófilos.
Eri: Eritrocitos (glóbulos rojos).

F: Flúor.
Fe: Hierro.
FT3: T3 libre (triyodotironina).
FT4: T4 libre (tiroxina total).

GGT: Gamma-glutamiltransferasa.
GH: Hormona de crecimiento.
GLDH: Glutamatodeshidrogenasa.
GOT: Transaminasas glutámico-oxalacéticas.
GPT: Transaminasas glutámico-pirúvicas.

HAV: Virus de la hepatitis A.
Hb: Hemoglobina.
HbA1C: Hemoglobina «azucarada».
HBV: Virus de la hepatitis B.
hCG: Gonadotropina coriónica humana.
HCM: Hemoglobina corpuscular media.
hCT: Calcitonina humana.
HCV: Virus de la hepatitis C.
HDL: Lipoproteínas de alta densidad.
HEV: Virus de la hepatitis E.
HcT: Hematócrito.

I: Yodo.
IgA: Inmunoglobulina A.
IgD: Inmunoglobulina D.
IgE: Inmunoglobulina E.
IgG: Inmunoglobulina G.
IgM: Inmunoglobulina M.

K: Potasio.

LDH: Lactato deshidrogenasa.
LDL: Lipoproteínas de baja densidad.
LH: Luteotropina.

MCA: Antígeno asociado a la mucina (marcador de tumores).

Mg: Magnesio.
Mn: Manganeso.
Mo: Molibdeno.

N: Nitrógeno.
Na: Sodio.

P: Fósforo.
PI: Indice de Pearl.
PSA: Antígeno próstata-específico (marcador de tumores).
PTH: Parathormona.

RAST: Test de sorbentes radioalergénicos (prueba de alergia).
RF: Factores reumáticos.
Rh: Factor rhesus.

S: Azufre.
SCC: Antígeno de cáncer de epitelio pavimentoso (marcador de tumores).
Se: Selenio.
STH: Somatotropina (hormona de crecimiento).

T3: Triyodotironina.
T4: Tiroxina.
TPT: Tiempo de tromboplastina (coagulación).
TSH: Tirotropina (hormona estimulante de la tiroides).
TTP: Tiempo de tromboplastina parcial.

VCM: Vol. corpuscular medio.
VIH: Virus de la inmunodeficiencia humana (virus del SIDA).
VSG: Velocidad de sedimentación.
VLDL: Lipoproteínas de muy baja densidad.

Zn: Cinc.

Unidades importantes

Unidades de peso

g = Gramo.
mg = Miligramo (una milésima de gramo = 10^{-3} g).
µg = Microgramo (una milésima de miligramo = 10^{-6} g).
ng = Nanogramo (una milésima de microgramo = 10^{-9} g).
pg = Picogramo (una milésima de nanogramo = 10^{-12} g).
fg = Femtogramo (una milésima de picogramo = 10^{-15} g).

Unidades de volumen

l = Litro.
dl = Decilitro (una décima de litro = 10^{-1} l).
ml = Mililitro (una milésima de litro = 10^{-3} l).
µl = Microlitro (una milésima de mililitro = 10^{-6} l).
nl = Nanolitro (una milésima de microlitro = 10^{-9} l).
pl = Picolitro (una milésima de nanolitro = 10^{-12} l).

Unidades de cantidad

Unidades SI = Système International d'Unitès.
mol = Masa de 6×10^{23} partes (átomos, moléculas, iones).
mmol = Milimol (una milésima de mol = 10^{-3} mol).
µmol = Micromol (una milésima de milimol = 10^{-6} mol).
nmol = Nanomol (una milésima de micromol = 10^{-9} mol).
pmol = Picomol (una milésima de nanomol = 10^{-12} mol).
fmol = Femtomol (una milésima de picomol = 10^{-15} mol).

Unidades de actividad

U = Unidades (de actividad enzimática).
IU = Unidades Internacionales.
mU = Miliunidades (una milésima de unidad = 10^{-3} U).

Unidades de tiempo

h = hora.
min = minuto.
s = segundo.

Unidades de vitaminas

U.I. = unidades internacionales (unidad estandarizada para sustancias como las vitaminas).

Su propio análisis

Apunte aquí los principales resultados de cada análisis que se haga. Ya le indicamos algunos de los parámetros más habituales, el resto puede colocarlos a continuación. Escriba también el intervalo de referencia que se indique en los resultados del laboratorio y la fecha en que se ha realizado cada análisis.

ANÁLISIS REALIZADO EL:						
PRUEBAS	INTERVALO DE REFERENCIA					
VELOCIDAD DE SEDIMENTACIÓN EN LA SANGRE						
ERITROCITOS						
HEMOGLOBINA						
LEUCOCITOS						

Acerca de este libro

En casi un 60 % de los casos, son los análisis clínicos los que permiten al médico acertar en el diagnóstico de una enfermedad, recetar la terapia adecuada y seguir de cerca la evolución del paciente. O sea, que los análisis son muy importantes. Pero muchas veces sucede que su médico no puede dedicarle el suficiente tiempo como para explicarle el significado de cada una de las pruebas y sus resultados. Esta guía le proporcionará las respuestas.

- Encontrará informaciones muy interesantes acerca del significado de los chequeos de salud y lo aprenderá todo acerca de lo que hay que tener en cuenta antes del chequeo, cómo se efectúa y qué es lo que se analiza.
- Aprenderá a interpretar los análisis de sangre, entenderá los parámetros que se miden y las abreviaturas empleadas para designarlos, su importancia para el organismo, los valores normales y el significado de las posibles desviaciones.
- Hallará sugerencias para interpretar los análisis de su metabolismo y deducir la forma en que deberá modificar su alimentación para mejorar los resultados. Le serán de gran ayuda las descripciones de ácidos grasos, minerales y vitaminas.
- Si padece alguna dolencia concreta, esta guía le indicará a qué parámetros debe prestar atención, qué análisis serán de mayor interés para el médico y qué pruebas puede realizar usted mismo en casa.

Acerca de los autores

El Dr. Hans Peter Seelig es médico analista en Karlsruhe, Alemania. Dirige un gran laboratorio en el que se realizan todo tipo de análisis para el diagnóstico médico y desde hace muchos años se dedica a la investigación en el campo del diagnóstico de autoanticuerpos y la biología molecular.

Marion Meiners es editora y periodista. Trabaja en Hamburgo y desde hace varios años se dedica a escribir artículos de medicina para diversas revistas.

Índice alfabético

Revisión técnica a cargo de: Sabater-Tobella Análisis

Crédito de fotografías:
Fotos: Bavaria Bildagentur: p 9. CD independent: vordere Umschlagseite, p. 1. Focus: p. 20 (J. Grison/Goivaux Rapho), 49 (A. Pasieka), 50 (P. Jude), 68 (W. y D. McIntyre), 82 (A. Liepins); IFA Bilderteam: p. 2o., 3u., 4, 6/7, 58/59 (P. Sinclair), 70. GU: p. 67 (G. Kaiser), 25, 39, 42, 44, 52, 54, 55, 56, 57, 64, 87, 89, (alle Studio Schmitz), 27 (S. Seckinger), 37 (I. Valdivieso); Image Bank: p. 22 (A. Becker); Mauritius: p. 15 (E. Gebhardt). Tom Roch: p. 3o., 34/35, 45, hintere Umschlagseite; Superbild Eric Bach Bildarchiv: p. 17 (B. S. I. P.). Tony Stone: p. 2u., 18/19 (Y. Nikas), 53 (S. Walker), 65 (D. O'Clair). Zefa: p. 11 (A. Inden), 32 (G. Baden), 47 (Juenemann).

Título de la edición original: **Laborwerte – klar und verständlich.**

Editorial Hispano Europea, S. A.
Primer de Maig, 21 - Pol. Ind. Gran Via Sud -
08908 L'Hospitalet - Barcelona, España.
E-mail: hispanoeuropea@hispanoeuropea.com

Depósito Legal: B. 41210-2004.

ISBN: 84-255-1511-4.

Segunda edición

IMPRESO EN ESPAÑA PRINTED IN SPAIN

LIMPERGRAF, S. L. - Mogoda, 29-31 (Pol. Ind. Can Salvatella) - 08210 Barberà del Vallès